古中医学系列丛书

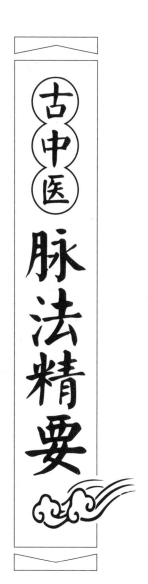

古中医 脉法精要

陈余粮 ○ 著

中国科学技术出版社

· 北 京 ·

图书在版编目（CIP）数据

古中医脉法精要 / 陈余粮著 . — 北京：中国科学技术出版社，2024.1
ISBN 978-7-5236-0115-0

Ⅰ . ①古… Ⅱ . ①陈… Ⅲ . ①脉诊 Ⅳ . ① R241.2

中国国家版本馆 CIP 数据核字 (2023) 第 045570 号

策划编辑	韩　翔　于　雷
责任编辑	于　雷
文字编辑	李琳珂　靳　羽
装帧设计	佳木水轩
责任印制	李晓霖

出　　版	中国科学技术出版社
发　　行	中国科学技术出版社有限公司发行部
地　　址	北京市海淀区中关村南大街 16 号
邮　　编	100081
发行电话	010-62173865
传　　真	010-62179148
网　　址	http://www.cspbooks.com.cn

开　　本	710mm×1000mm　1/16
字　　数	167 千字
印　　张	17.5
版　　次	2024 年 1 月第 1 版
印　　次	2024 年 1 月第 1 次印刷
印　　刷	北京盛通印刷股份有限公司
书　　号	ISBN 978-7-5236-0115-0/R · 3042
定　　价	58.00 元

内容提要

　　古中医脉法，不只包含脉象，其最精髓内容是心法。只有明白产生脉象的生理和病理机制，才能不囿于复杂的脉象；只有明白人体发生疾病的原理，才能通过脉诊结果准确辨证用药。

　　作者将复杂的脉象分解成脉形、脉势、脉气、脉位等组成脉象的基本元素，由简渐繁地讲解脉法，并对同样疾病不同患者的脉象（上下、左右、浮沉、粗细、强弱等）进行比较，从中发现气机变化，进而全面评估患者身体状况。本书内容系统，逻辑清晰，实践性强，是一部适合广大中医药从业者和爱好者阅读参考的脉学著作。

前　言

古人云：望而知之谓之神，闻而知之谓之圣，问而知之谓之工，切而知之谓之巧。后多有世人妄言切为四诊之末，诸工之尾，故轻脉而重问，舍望、闻、切而独从于问也。其甚者竟谓脉不可学，学之则于医学倍加糊涂，哀哉！大凡言脉不足学，或言脉不为重者，皆畏其"心中了了，而指下难明"，不知医道不精乃杀人无形之刀刃，不求精进则为挂壶之屠夫。若果能精勤不倦，勤求古训，博采众法，方可为明医也。若可日日著心于此，何来习医之难、临证之险？何来药后狐疑，方后祈祷欤？可叹者，繁华盛世多刁钻孔方之人，少淡泊宁静之心也。

夫脉法分境界，若天地有高下，昼夜有温差。论气化则百千脉象无非一气，论纲领则百千万人无非虚实，论脏腑则千丝万缕无非生克，论运动则变化多端无非升降出入而已。既知气化则明阴阳，既知虚实则明攻补，既知生克则明辨证，既知升降则明用药，此脉法之精粹，不传之心法，千古毕竟之道也。医者果能精熟天道、医理、脉法、本草，必少临诊之狐疑也。

道生一，一者太极。一生二，二者阴阳。清阳为天，浊阴为地。天为气，地为形。人以天为父，以地为母。天精地血，天气地味而成人，故人有气有形，脉亦有气有形。形气相交，则变化万千，故脉有千百无非形气阴阳而已，此执简驭繁之术也。形气于人便是动静，于脉便是气血。能知形气之理，次晓持脉之道只在晰类、别殊、定名、测证、昭治、观应、洞生死，必可登堂问奥，洞明昭达。医者当层层张罗，步步为网，务求清明治病。

余少年习业，偶有生慧之时，后世事繁杂，气形不调，于不调中体悟病气之变化，故亦有所得，唯叹天心不明，世心日重，性光被遮，不能彻悟医道，通达秘奥。修习医学中，或有感触，或遇明师，不惭集录，感当世之士，多携家技，或有一得，暴敛财物，伤害天理，予故作此书，非求待善贾也，但求抛出一砖以引玉尔。然虽名为书，实不足言，不求篇幅鸿且巨，但求启迪后学，授人以渔，上无愧于国手教育之恩，下无咎于黎庶托生之情。诚盼明朗贤士仁师指正，期得精进。

卜素子

癸卯年仲秋于拾芥草堂

目 录

开悟篇

明理篇

壹

达用篇

开悟篇

我的脉学观

　　研究脉学，不能只停留在用于诊断疾病，而应该更全面地看待脉法的作用和范围，可以应用脉法来预防疾病，如涩脉脉象提示有早期肿瘤的可能。推而论之，脉诊还可以根据人的"七情六欲"等心理状态探索人的社会行为和社会角色，以及其易患何种疾病，需要在生活上注意的事项。我们也应该知道脉法最重要的作用是指导临床治疗，在治疗过程中据脉灵活用药及预测疗程。

　　按照各家研究脉学不同的侧重点，我将脉学研究的流派分成了三类，那就是"象派""形派""理派"，也称其为"宏观脉法""微观脉法""推理脉法"。这三种派系，或者说从不同出发点研究脉学的三种方式，称为"脉学三观"，三者之间并没有明显的界限，而是各有所侧重。对孜孜不倦追求成为大医的人来说，将这三派脉法融会贯通进行运用，是必须追求的境界。

　　所谓的"象派"，也称为"宏观脉法"，大致是我们平时所说的传统脉诊，但是传统脉诊说法并不正确。三种脉法派系，自古至今就在不断发展，在《黄帝内经》中，我们即可看到三种脉法的相关论述。如《素问·平人气象论》曰："欲知寸口太过与不及，寸口之脉中手短者，曰头痛；寸口脉中手长者，曰足胫痛；寸口脉中手促上击者，曰肩背痛；寸口脉沉而坚者，曰病在中；寸口脉浮而盛者，曰病在外；寸口脉沉而弱，曰寒热及疝瘕、少腹痛；寸口脉沉而横，曰胁下有积，腹中有横积痛；寸口脉沉而喘，曰寒热；脉盛滑坚者，曰病在外；脉小实而坚者，曰病在内；脉小弱以涩，谓之久病；脉滑浮而疾者，谓之新病；脉急者曰疝瘕、少腹痛；脉滑曰风；脉涩曰痹；缓而滑曰热中；盛而紧曰胀。"这段论述当归为宏观脉基础上的微观脉法。更如："尺内两傍，则季胁也。尺外以候肾，尺里以候腹。中附上，左外以候肝，内以候膈，右外以候胃，内以候脾。上附上，右外以候肺，内以候胸中，左外以候心，内以候膻中。前以候前，后以候后，上竟上者，胸喉中事也。下竟下者，少腹腰股膝胫足中事也。"这更是近乎"现代脉诊"精确定位的论述。因此，"传统脉诊"，甚至"现代脉诊"的说法严格来说并不是很贴切。

象派脉法，着重于脉象的研究，也就是我们所熟知的二十八、二十七种脉象。其优点在于可以准确地辨析证型，以及脏腑气血阴阳的状态，进一步通过学习及分析不同部位的不同脉象特点而准确地施以方药。而其缺点在于入门困难，常常需要很好的悟性和很长时间的锻炼，不断积累经验，才能准确地把出脉象。而要通过对寸口脉各部位所包含脉象信息的不同关系，推断出确切的身体状况，并准确选择药物且配伍精当，方证完全对应，则需要更长时间的经验积累。

象派脉法的另一个问题就是所谓的"十人十个脉象"。我们经常遇到这样的问题：虽然我们竭力地去统一，但是由于每个人的经验和认知角度不同，所得出的结果不可避免地存在差异。我仔细地想过这个问题，觉得进行脉象诊断时，如同佛家所说的"心无挂碍"，心没有可着边的地方，在"空"中寻找一个近乎缥缈的"象"。这时候是很难全面地得出结果，往往会因为每个人所看到的点不同，而得出的最终结果不同，事实上其原因还在于我们并不能完全解析脉中的所有"象"。如刚开始临证的多名同学会出现摸同一个人的脉而得出滑、弦等不同脉象的情况，或起初的时候，也只会得出"脉弦""脉滑"等结果，进一步的学习才知道要写左手怎么样，右手怎么样，再进一步才知道要写左手寸关尺各如何，右手寸关尺各如何，才知道一个地方会有很多脉象叠加在一起，最终出现我们理想的脉象书写格式，如左寸虚大滑数，关弦虚细，尺沉细紧；右寸浮紧，关滑实，尺沉虚等。另外，要对脉象进行分度，也就是脉度，只有分度，才能充分区别患者病情的轻重。因此，学好脉学，一要有悟性，二要有耐心。不能将脉"横看成岭侧成峰"，更不能草草了事，完全为了敷衍。

针对脉象的学习，我曾经讲过以拆解得出脉象的方法，但是不管你通过何种方法学习，要想入门都是一件难事。正如张山雷在《脉学正义》上说："惟在学者入手之初，则不能离迹象而遽言神化。"而后他提出"毋宁以浅近言之，而可由迹象以渐启灵明之为愈乎"的思路。因此，我认为由简单入手，由有着落处入手，渐入佳境不失为现今学习脉学的一个方便法门。

在学习象派脉法的时候，一定要注意，不能死记硬背各种脉学书中所说的何种脉象主何种病症，而是要努力地去思考其中的机制，只有弄懂了机制才能一通百通，而不至于陷于庞大的兼脉中出现迷途。需要注意，不能仅仅停留在脉象的学习上，在掌握了基本的脉象以后，更要着力于兼脉机制、生克关系、部位关系、脉象脉度等方面的研究，只有这样才能做到临证之时胸有成竹，病情进退自有主见，不至于被患者复杂的自我感受所迷惑，错误地判断病情。用一句话总结就是，不要死在脉象下，一定要活在脉理中。

形派脉法，即是我们所讲的可以准确按照现代病名得出结果的脉法，其以全息论、神经论、反应论、血流动力学、血液流变学等现代科学理论为依据，结合古代中医脉诊方法，通过准确地判断病位和病性，从而准确地辨别病名。这种方法对于减少患者检查环节，节约患者不必要的开支，准确诊断患者疾病以及减少诊疗的盲目性等而言是非常重要的，也为中医脉诊注入了更多新鲜的血液，为中医的发展和复兴加了一把劲。从传统中医出发，形派脉法存在一定的证型判断不足的缺陷，也存在一定的局限性，这也是很多学习中医的人所担心的，但是在学习的过程中，我深深地感到掌握这种方法是很有必要的，一方面可以减少患者不必要的开支和诊疗过程，另一方面可以增强医者辨病辨证的能力，从而综合地思考病证的用药，增加方药的针对性和全面性。

在三派脉学研究中，最有特点也最有争议的是理派脉法，其研究的方向在常人看来是与众不同的。理派脉法是通过对于脉象的研究，结合各种理论以及方法推测作为脉的主体——人的一些不可以通过脉象直接感知的情况，包括心理状态、社会行为、社会角色等。正因为这其中包含一个推理的过程，所以将其命名为理派脉法，但是理派脉法并非无源之水，而是可以在古代典籍中找到雏形甚至已经是非常成型的内容。理派脉法通过诊脉所得到的结果，经过细致的推理，首先可以得出人的长期心理状态或者情绪变化，再进一步可以得出人的社会行为和社会角色的情况。理派脉法并非不可思议，是任何人都可以通过学习所掌握的一门科学。在学习中医理论的时候，我们都了解七情六欲可以令人生病，而生病首先影响的应该是人的气机状态，任何情绪和心理的改变，都会影响到人体的气机，如怒则气上、思则气结、恐则气下、喜则气缓等，而这些情绪乃至某些心理状态的长期存在便会形成长期的影响，从而使得人具有某种性格特征。生理－心理－社会－自然的模式说明了人的心理和性格会改变人的生理，也会改变人的社会行为，而社会行为方式的改变必然会影响到人的社会角色，这就是理派脉法的推理路线，也是值得深入研究的一个中医脉学领域。

在医学领域里人们所常见的是情绪对脉象影响的论述，这些内容诸多书籍上都可以见到。既然能通过脉象探知人的心理和行为，那么自然可以通过推理而得知人的社会角色，这就为一直以来所认为的通过脉诊而知道人是否富贵等做出了澄清，也为研究《太素脉法》等古代典籍提供了支持。但是这种方法也存在其局限性和片面性，而且运用的娴熟程度和医者对社会、人心的了解及把握程度有很大的关系。

以上大概归纳了古今脉法的研究成果和不同方向，虽然限于个人的精力和机遇不同，并不一定能全部掌握，但是一旦在心里有了一个框架，就会清楚研究方向。中医不仅仅是治病之学，更是治人之学，最起码也要在先人们要求的上知天文、下穷地理、中通人事方面付出努力，不能只将学习中医当成养家糊口的一个手段，应该在探求宇宙、自然、社会、人心之道的路上看到自己的目标。

当然，三个脉学研究方向在某些层面实际上存在着互相的融合和交错，并不能完全分开，这就给我们提出一个相当庞大的课题——通过脉诊，究竟能得到多少信息？因此，在我们初步了解以后，应该给自己选择一个合适的方向及突破口，从一个点进入，然后努力争取较为全面地掌握脉诊的各种方法，才能更全面地了解患者的情况。从我个人来说，更多地将精力用于研究象脉法，因临床的需要也粗涉形脉法和理脉法。于象脉法上更着眼于天人阴阳变化运动对脉的影响以及如何通过脉去探知天人阴阳的运动变化，这就促使在形、象、理研究之后，将天人阴阳运动变化运用于脉法中，从而突破认知的一些限制，解析洞彻先人未曾系统、清晰说明的一些问题。

学习研究脉学的方法简说

在脉学的学习中想得其精髓，不仅须有一套好的方法入门，还要有一个好的思维方式自我提高。法是脉法，也是学习的方法，包含诊察疾病时的思维方法，也包含学习的目标。有一个好的方法可以让我们进入脉诊的大门时，用最快的速度学会脉诊，再加上自己有一个最终的目标，这样就更容易在学问上成就自己。法的选择很重要，也许别人觉得好的方法，未必能够适合我们个人，也许我们认为好的方法，别人未必认为好。因此，只有适合自己的才是最好的方法。

在脉学学习的方法上，先简要说明如下六点。

1. 明理然后知脉。只有明白了产生脉象的生理和病理才能不陷于复杂的脉象中而迷惑，只有明白了人体产生疾病的机制才能通过脉诊结果准确用药。

2. 反推法。由致病因素的特点得知会对人体产生的脉象影响，从而在脉象中体会出致病的因素。

3. 简约法。简化脉象，将复杂的脉象分解成脉形、脉势、脉气、脉位等组成脉象的基本元素，从而由简渐繁，渐入佳境。

4. 由术入手，渐入道境。如果说神化与气化、脉象与脉势较难入门，那么我们可以由形入手，先掌握可以很快入门的形派脉法中较简单的部分，慢慢地就会有越来越多的体悟，从而进入化境。

5. 比较法。要善于将同样疾病的两个人甚至多人进行比较，以及对上下、左右、浮沉、各部进行比较，对各脉象进行比较，甚至在遍诊法中进行比较，这些比较都是传统脉法的精华。掌握了方法就能发现气机的变化，从而由入门到精通，以更全面地判断人体的情况。

6. 勤练。有一句话"博涉知病，屡用达药，多诊识脉"，从脉象方面言，只有大量的临床练习，才能真正地掌握。我们常说"知道了"，我觉得"知"和"道"是两回事，"知了"未必能"道了"，更不一定能说"到了"，一定要勤于动手，多多练习，才会越来越准确。

论"持脉之道，虚静为保"

《素问·脉要精微论》曰："故持脉有道，虚静为保。"我开始的认识是在诊脉的时候要平心静气，注意力集中。后来我研究了一些资料，也思考了这个问题。《说文解字》曰："虚，大丘也。"《尔雅》曰："虚，空也。"《老子》曰："致虚极。"魏源《老子本义》曰："虚者无欲也。"虚，本来是指的大土丘和空的意思，而这两个意思在《老子》上也都被体现出来，即稳静，空灵无欲。

给大家讲个故事：早些年，有位朋友介绍了一位患者，让我给看看，我诊脉诊了二十分钟，结果也没看好，可恰恰是另一位同样疾病的患者效果就很好。我很纳闷，这是怎么回事？想了半天，认为是自己心态不好。诊脉的时候，有时你越是认真，越容易进去以后出不来，反而思路不清晰，这也算是"不识庐山真面目"吧！还有患者平日倨傲惯了，医者如果修为不够，很容易受到影响，我想这也就是"骄姿不论于理"！

医者要保持泰然入定和宁静不动的状态，才能真正看到脉如大海，波涛似象。《灵枢·九针十二原》曰："空中之机，清静而微。其来不可逢，其往不可追。"在脉诊上也辉映了"虚静为保""微妙在脉，不可不察"。那么，这样微妙的变化，如果医者不能空灵，不能虚静，不能无欲，不能泰然不动，又如何能够体察呢？因此，《黄帝内经》所言"虚静为保"也恰好说明了医者在诊脉的过程中不能考虑其他的问题，必须一心一意地专注于诊脉，要无私无欲。

我们再来看一下"保"，其原字为一个人背着孩子：伊。后世有人将"保"写作"宝"，其意义也就变了。那么，"保"究竟是什么意思呢？我们从甲骨文字形上看，一个人背着一个孩子，其意义为"负之者为保"（唐兰《殷墟文字记》）。也就是说，虚静是持脉的基础，更引申为虚静是持脉的基本保障，没有虚静基础的背负，就不能准确地完成诊脉。

综合以上论述，我们得出一个结果，就是持脉要泰然空灵，宁静清洁，状若虚怀，心如明镜，虽可照见，但终不为外物所动，如此象才能为真象。而其并非单指医者和患者在持脉的时候要尽可能做到没有情绪的变化或者讲话等行为，以免干扰脉的变化，造成误差。

从另一个层面上来说，我们不主张先问诊，就是担心先入为主，造成主观地去体会脉象，从而导致结果不准确或者不全面。我们在临床中经常看到某些医者，患者一来先问了很多，然后心里就有了定见，而后才进行脉诊，有的就会主观体会脉诊，有的是用脉诊来基本验证自己的推测，如果相符合了就按照自己的定见去治疗，如果不符合了就比较踌躇，到最后只能在患者身上试方，治疗无效则很困惑。所以，即便是先前有了问诊、望诊等信息，在持脉的时候还是要暂时摒弃先前所得到的认知，慢慢地体会脉的信息，最终再综合分析，才能得出一个比较准确的结果。

当然，要达到虚静并不能一蹴而就，需要很长时间的锻炼，古代医家很多人都修炼静坐、导引等功夫。在虚静的基础上，还要注意必须使得脉诊维持一定的时间，要尽可能多地采集脉中的信息，得出一个从大体质到疾病，再到证型，最后到症状的全面结果，才能称得上真正全面地完成了脉诊。

下面引用一篇《黄帝阴符经》，大家仔细揣摩，自然能有所体悟。

《强兵战胜演术章》曰：瞽者善听，聋者善视。绝利一源，用师十倍。三反昼夜，用师万倍。心生于物，死于物，机在目。天之无恩，而大恩生。迅雷烈风，莫不蠢然。至乐性愚，至静性廉。天之至私，用之至公。禽之制在气。生者，死之根；死者，生之根。恩生于害，害生于恩。愚人以天地文理圣，我以时物文理哲。人以愚虞圣，我以不愚圣。人以奇期圣，我以不奇期圣。沉水入火，自取灭亡。自然之道静，故天地万物生。天地之道浸，故阴阳胜。阴阳推而变化顺矣。圣人知自然之道不可违，因而制之。至静之道，律历所不能契。爰有奇器，是生万象，八卦甲子，神机鬼藏。阴阳相胜之术，昭昭乎近乎象矣。

学好脉学的意义

　　临床上常有这样的情况，患者来诊却不跟医生讲任何情况，伸手就让医生进行脉诊，其实这样并不好，医生的脉诊水平再高，也很难将所有患者的所有病情和不适通过脉诊分析出来。对于患者，既然来就诊，为的是让医生将自己的身体调整到健康的状态，而不是为了来考验医者的脉诊水平。作为一名患者应该是积极地与医生配合，以期早日得到康健的体魄。然而，从另一个层面上讲，为什么会有很多患者做出这样的行为呢？这肯定是有原因的。我记得以前讲过：二十世纪五十年代，我县一名医者诊室仅开一十平方厘米的小窗口，患者手伸进去，这名医家开出方子来，所有方子不超过八味药，且效果很好。另一位医者，以当归治产后腹泻，用之不效，其师刘清溪也是本县人，诊脉后告之用药无误，而是因为当归未经土炒，后用之，果然一剂就好。另一位医者，治本村一人，其人在修河堤时因与人赌几个窝头而奋力搬起夯土用的石碾，结果肚腹日渐肿大而医院告之无药可救，回家等死。患者回家后求治于我村这名医者，医者诊脉后告之病情很重，但却极易治疗，处以鸡蛋七个砂锅内焙干成粉，每天一个。其用后渐渐康复如初，数十年后才因其他疾病而去世，此事和此方法便是此人生前因知我好学，主动找来告诉我的。另一位患者，鼻衄淌血不止，医院治以止血药、输血、电烧灼等而罔效，本村医者脉诊后告之，以杨树叶七片、苍耳子七个、荷叶七块、白茅根七段熬成一碗水，当晚服用即好。而今看来，医者虽分文诊金也没收到，但是于患者却有起死回生之德，可见那时候的中医的状态，其脉诊水平自然不用多讲。因此，我个人觉得患者对医者诊脉水平的要求也并不是没有原因的，从古至今，确实有一些医家脉诊水平很高，这也使得患者对医家脉诊的要求过高，往往以为所有医家的脉诊水平都可以达到不问而知病的境界，其实不然，排除确实有的中医水平不高的因素，也有很多医家虽然脉诊水平不高，但是临床治病水平还是不错的，关键是四诊之中只要确实精通一个诊法就可以有利于辨证。

正因为我的周围有很多高明的医者，他们给了我压力，也给了我奋斗的目标。当脉诊入门以后，才知道真正的中医究竟是如何看病的。

临证这些年以来，笔者接触了很多同道，有些同道是这样看病的。患者来了主诉不适，医者开始思考以前看的那些医家治病的经验，如补阳还五汤治中风，用后无效，不行，再换一个经验方，续命汤，结果还是无效，再换一个医家的经验方。如此这般治疗了很久，效果一般，患者就这样丧失了治疗康复的信心，于是医家就觉得中医没办法治病，转投西医，最终结果就是觉得中医治疗很多病效果不佳，不如以中西医结合治疗。医者辨证不清，治疗上只能凭经验试药。故诊断水平的高低，对于临床有直接的影响。

那么脉诊究竟在临床治疗过程中有什么意义？以前很多教科书和参考书上也都有说明，如辨别病位、病性、邪正的盛衰、疾病的进退，而我认为可以引用在前言中前辈医家对脉诊作用的描述，即"持脉之道只在晰类、别殊、定名、测证、昭治、观应、洞生死"。从这里可以看出，脉诊的作用包括辨别疾病的类别，对相似疾病进行鉴别，确定疾病的名称、证型，并为之确定治疗大法，确定治疗疗程，考察治疗效果，判断疾病的预后。前面对脉诊意义的认识，普遍停留在脉诊对疾病的判断上，并没有与治疗进行联系。实际上，脉诊只有为临床治疗服务时才有价值，否则脉诊的再好，到治疗疾病时开不出合适的方子，确定不了最佳的治法，还有什么意义？即便可以做到诊出人的生死，告诉患者什么时候加重，而于其本身的疾病没有治疗的方法，也就只能是徒增患者的烦恼，反而有失人道之关怀。

经过二十年的临床，我个人有一个感觉越来越明显，经方治疗效果明显要优于杂方，开始我认为是经方组方好，但是后来在临床中体会到并非如此，实际上是经方的脉证辨证使得用药更加具有精准性。有了这一点，我们以脉证为主进行方证辨证后所使用的方剂，不管是时方还是经方，其效果都很好，简而言之就是脉诊在精准辨证用药方面有举足轻重的作用。例如，某男哮喘不能平卧，食纳差，胸中满，脉浮弦而按之无力，右关浮大而空，寸沉弦，辨为中气下陷，肺气不行证。脉浮弦按之无力，中气不足。右关浮大，《伤寒论》言"脉大为劳"，而右寸沉，气不上也，弦则为痰气交阻，故处方为黄芪、升麻、山萸肉、陈皮、柴胡、党参、白术、茯苓、炙甘草、厚朴、杏仁。效果颇佳。

明理篇

古中医脉学八论

　　前面我们对脉学的三派做了简要的介绍，通过探究古今脉诊研究的三个方面，对脉诊有了全面的了解，不至于被一个方面所局限，而不去研究其他方面，避免出现盲人摸象，以偏概全。更不会盲目地追逐新奇而忽略了传统脉诊在临床中的作用，也懂得了应该从哪个方向入手去研究中医脉学。

　　不知从何时开始，脉学研究便成为仅对二十几种脉象的研究，而最近数年竟有了针对仪器检查结果以断病的脉学研究，却很少见到有关于脉学方法论的论述。实际上，在脉学研究方面，方法论比具体的脉象更为重要。方法论是指导一切技巧的思路，有了开阔的思路，才能不至于钻进去却出不来，才能更全面、客观地看待古今论述的正误，才能打开脉学的大门而一窥脉学乃至中医殿堂的瑰丽。对脉学方法论的深入研究，是解决脉法指导临床用药的必由之路。

　　对于脉学的方法论，古今论述中散见一些简要和初步的论述，但是缺少系统和全面的整理。由于脉学的方法论源于中医的传统认知方法，也就使得我们可以通过中医的认知方法论以及中国传统哲学学理参悟出脉学的方法论。

脉学理论的重要性体现在以下几点。

第一，在脉象的基础上，解决如何用脉诊结果指导用药的问题，解决脉诊结果与用药思路不统一的问题。

第二，通过研究脉法，真正体会到中医是如何将天、地、人三才进行"合一"而运用的。

第三，指导养生防病。有了脉学方法论，我们就可以将脉诊结果和养生防病进行结合，从而指导养生防病。

脉学八论，是我着手研究脉诊以来，在临床中遇到问题，解决这些问题和疑惑，并参考古今医家论述，以及师父的心得而总结出的脉学研究的八个方法论。这八个方法论的指导思想大多来源于古代哲学和医学经典，尤其是源自于《黄帝内经》和《伤寒杂病论》的脉学思想及哲学思想的指导，故而称之为古中医脉学八论。

古中医脉学八论分别是天人同气论、阴阳离合升降出入论、五行生克制化论、形气论、一象二分论、脉度论、格局论、感知方位论。

天人同气论

天地自然和人是一个整体，人生于天地之间，必然和天地自然互相影响，在脉学方面就体现在人和自然的同气，必然存在人与自然的相应，有相应就有互感，就有脉和自然变化的协调以及不协调。其内容主要包含：天人一体、天人互感。

※ 天人一体

天人一体也就是我们常说的天人合一。但是天人合一从"合"出发，导致我们有一个"分"的意象，实际上天人并不能分，人本来就属于天地自然的一部分，人体所有的物质基础都来源于自然，人与自然同根、同源于宇宙的基本物质。天人是一体的，宇宙即是一个大人体，人体就是一个小宇宙，"人以天地之气生，四时之法成"。《黄帝内经》说上古之人"法于阴阳"，而阴阳是天地之道，也就是老子所说"人法地，地法天，天法道，道法自然"。通过了解天人一体可以加深人与自然同源、同构概念的理解，使得我们知晓人与自然的顺应和谐，或者不顺应、不和谐是天地自然对人体、脉象的主要影响因素。"天地与我并生，而万物与我为一"（《庄子·齐物论》）。色、脉、音、声、气味等都是人体内象的外显，形诸外必有诸内。

天人本为一体，那何来天人合一之说呢？此源自于道家的天人观。道家追求的是人与天地和谐一体的境界，是人降生以后因为种种因素，使得人不能与天地自然和谐一致，而要恢复和谐就要用各种方法使得天、人合二为一，故提出天人合一。这是一个解决问题的方法，也是根本规律。只有站在天人一体的根本规律上，才能真正理解并追求天人合一的境界。

天人一体的内涵主要包括天人同源、天人同构、天人同行、天人同归等方面。《素问·阴阳应象大论》云："天有四时五行，以生长收藏，以生寒暑燥湿风。人有五脏化五气，以生喜怒悲忧恐。"《素问·针解》云："岐伯曰：夫一天、二地、三人、四时、五音、六律、七星、八风、九野，身形亦应之，针各有所宜，故曰九针。人皮应天，人肉应地，人脉应人，人筋应时，人声应音，人阴阳合气应律，人齿面目应星，人出入气应风，人九窍三百六十五络应野。"这类内容，中医古籍可谓俯拾皆是，在此就不一一引用了。

天和人同源于宇宙最基本物质"元气"，由"天"的影响而使得人和"天"同构同步运行，而最终同归于物质基础。由于天和人的同源、同构、同行、同归，使得不同时空的人产生了不同的先天体质，也就是体质差异化，由于差异的不同和五运六气等诸多因素生克制化，造成人有天数和材力的不同，造成个体在某些方面的易感性，以及随天地运行而出现疾病轻重变化，甚者当个体不能协调而必然出现天人的不协调，这就是以天人一体为基础的天人互感。

※ 天人互感

天人一体是说明人与自然的同源、同构，而由于人作为自然内部的个体，必然和自然产生互相的感应和影响，古人也称其为"天人相应"。但是我们应该知道还有天人不应的情况，天尚且有不应时之变化，何况人独立出来以后，作为个体势必会造成天人的不应。但是天人无论应与不应，都是互相影响的，非时之气会影响人，不能与天地自然相协调的人也会对天地气运造成影响，但是以天地影响人为主。

天人互感包括天人的协调顺应变化和天人的不协调变化，也就是生克。宇宙对于人来说就好比载舟之水，水能载舟亦能覆舟。天人互感在脉诊上主要体现在脉对自然的应与不应的各种情况，包括四时脉、运气脉、六气脉、地理脉、性情脉等。下面我将分别对这几种脉象进行论述，来说明天人互感的问题。

（一）四时脉

1. 四时平脉

四时平脉是很简单的，就是春弦、夏钩、秋毛、冬石，但是这里面有一个问题，就是要注意它有一个基本脉在里面。《素问·平人气象论》曰："平人之常气禀于胃，胃者，平人之常气也。人无胃气曰逆，逆者死。"意思是说平人的脉不管如何顺应自然的变化必须以有胃为基础，如"春胃微弦曰平""夏胃微钩曰平""秋胃微毛曰平""冬胃微石曰平"，都是以"胃"为前提。

那么什么是"胃"呢？胃就是均衡和缓，实际上确切地说就是我们所说的生机，亦即生气。生气大化于四时，不能独见而处处皆见，不见胃便是无根之木、无源之水，便是真脏脉。有胃气的脉诊表现有三：一是强壮的脉按下去柔和就是有胃气；二是柔弱的脉按下去应指而不空虚就是有胃气；三是重症患者的脉有生气就是有胃气。传统脉学讲，脉要有胃、有神、有根，胃、神、根统一起来就是指的一件事，就是生气，也就是生生之气。无论现何种脉象，即使重按有脉，但只要整个脉在动中毫无生气，便是无胃之脉。对此，我有切实的体会。邻居家里有位九十多岁的老先生，昏迷不醒，家属让我诊脉，脉强劲有力，重按也有，而且按下去比较柔软，我告诉家属，患者应该今天白天不会去世，但是他的脉感枯涩显著，虽然柔软但是不润，推断即便今天没事的话，明天也可能会去世了，后来患者夜里十点多就去世了。生生之气不好描述，只能是多诊脉后才能体会到。这里提出来只是告知大家，除了上述两种诊断胃气的方法，在重症患者身上也会出现第三种情况。

作为四时平脉，应该是以胃气为主而略带四时气机运动态势影响产生的脉象，也就是说春虽弦，但不能很弦，应该是微带弦象，其他四时脉也是如此。在这个地方我们的理解很容易出错，往往是一看到人家说春弦就认为是很弦的那种，虽然书上说要有胃气，但是都把弦当主而把胃当次，所以就混了，不知道何种弦脉代表着人有病，何种是正常的弦脉。

那么又有另一个问题，四时脉的弦、钩、毛、石特征是不是截然分开的呢？是不是时令一改变脉象就倏然而变呢？

不是的。人体是以阴精为物质基础，以阳气为动力的。在天来说四时的温、热、凉、寒是因为阳气的升降而产生的，阳气的升降出入使得自然界形成生长收藏，也使得人体产生相应的变化。这一过程是连续、渐变的，是不可能截然分开的，因此四时是分别以两至、两分（即春分、秋分为两分，夏至、冬至为两至）为中点连续渐进的由量变到质变的过程，也就是说，当阳气由潜藏而出的时候脉由石而渐渐转为弦，然后由弦渐渐到钩，由钩到毛，由毛到石。如果脉在春分以前或者之后出现最明显的弦，就称先至或者后至。如果在夏至仍然为弦，是为不代。

我们知道了四时脉的变化规律，也知道四时脉是以胃为基础而略带时令之象的脉，那么这四个脉象究竟是什么性状呢？这一点我们必须搞清楚，否则就不会摸到（应该说看到）它们。

春脉。《素问·玉机真脏论》曰："黄帝问曰：春脉如弦，何如而弦？岐伯对曰：春脉者，肝也，东方木也，万物之所以始生也。故其气来，软弱轻虚而滑，端直以长，故曰弦。"

夏脉。"帝曰：善。夏脉如钩，何如而钩？岐伯曰：夏脉者，心也，南方火也，万物之所以盛长也，故其气来盛去衰，故曰钩。"

秋脉。"帝曰：善。秋脉如浮，何如而浮？岐伯曰：秋脉者，肺也，西方金也，万物之所以收成也，故其气来轻虚以浮，来急去散，故曰浮。"

冬脉。"帝曰：善。冬脉如营，何如而营？岐伯曰：冬脉者，肾也，北方水也，万物之所以合藏也。故其气来，沉以搏，故曰营。"

四时脉原理如图 1 所示。

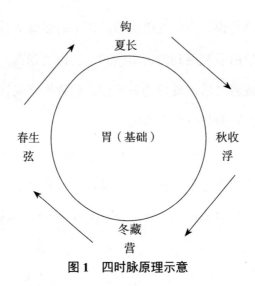

图1　四时脉原理示意

　　这里需要注意：①四时脉在《素问·玉机真脏论》中皆曰"如"何，不直接说春脉弦等，这一个字的差别正是画龙点睛之笔。②《素问·玉机真脏论》说冬脉营，而《素问·平人气象论》却说冬脉石，那么这两个究竟是不是一回事呢？答案是肯定的。"营"的本义指的是四周垒土而居，有坚固的意思，而"石"指的也是坚固，如《素问·示从容论》曰："沉而石者，是肾气内著也。"③脉因气机运动的升降出入而随四时变化，四时脉既有升也有降，既有出也有入，出即是发散，入即是聚合。故而，春夏之脉皆有发散之象，秋冬之脉皆有聚合之象，等我们讲完脉学八论大家就会对具体内容有清晰的认识了。

　　以上所讲是脉与四时相应的情况，下面我们来讲一下脉与四时不应的情况。

2.四时变脉

四时变脉包括时令脉的太过、不及，非时之脉和四塞脉，这里我们主要了解一下四时脉的太过、不及，以进一步说明人和天的互感问题。

春脉太过，脉"气来实而强"。也就是说正常的脉是柔和、轻虚、和缓而略带弦象，而太过的脉是升发的太过，使得脉过度有力而失去了和缓轻虚。春脉为肝，太过则肝的升发太过急劲，势必引起本脏太过的病证。《素问·玉机真脏论》："太过则令人善忘，忽忽眩冒而巅疾。""忘"，宋代校正时校为"怒"，当从。但是从临证中，因为气升的太过，造成头部的眩冒，每天头部晕晕沉沉的，甚者眩晕头痛，是存在善忘现象的。

夏脉太过，"其气来盛去亦盛"。夏脉本来是钩脉，也就是说来的时候有力度，而去的时候力度弱一些，太过就会出现来的时候和去的时候同样的情况，或者本来去的时候脉力弱而今强了很多。《素问·玉机真脏论》："太过则令人身热而肤痛，为浸淫。"浸淫就是疮疡了，诸痛疮疡皆属于心，而身热肤痛是阳气散于外造成的。

秋脉太过，"其气来毛而中央坚，两傍虚"。乍看上去中央坚，两傍虚好似芤脉，实际上是因为收敛的太过，使得脉势趋于合，造成周边往里面收而凸显出中央好似高起，从指下便会感知为中央坚，两傍虚，其实并非芤脉的性状。秋气收敛太过，来于夏的火气余热还未散尽，"故而令人气逆而背痛温温然"。"气逆背痛"是因为肃敛太过而气机欲散，《素问·金匮真言论》："西风生于秋，病在肺，俞在肩背。"其中的"温温然"是因为夏之火热余气。

冬脉太过，"其气来如弹石"。脉气聚合太过，使得脉坚固有力好像弹石，弹石就是有力而硬。其表现为"解㑊，脊脉痛而少气不欲言"。"解㑊"，就是肢体困倦，筋骨懈怠，肌肉无力，又食欲不振的一种病。

春脉太过为实而强，不及则不实而微。春脉太过为升发太过，不及则为升发不足，升发不足则肝气郁而不畅，故"胸痛引背，两胁胠满"。"胠"，指的是腋下胁肋部分，全因肝经布于胸胁而成。

夏脉太过则来去都盛，不及则来不盛，去反盛。脉气该散的没散出来，在回去的时候又加到回去的队伍了，身体里面的阳就多了，因此出现烦心、咳唾、气泄。烦心和咳唾的机制我们就不讲了，主要看看气泄。为什么会气泄呢？前面我们说了该散的没散出来，反而回去了，那么这是什么？壮火食气！

秋脉太过则毛而中央坚两傍虚，不及则毛而微，微就是虚弱，就是该敛的没敛回去，《黄帝内经》上说"来急去散"，这是说的秋脉平脉，而到不及这里就是散的多了，所以就有了虚弱的态势，也就是力度分散了。至于主病"喘、少气而咳",这是可以理解的,"上气见血"和"下闻病音"目前没见到过,也不好解释,有的古代医家认为有误,此处权作存疑。

冬脉太过则如弹石,不及《黄帝内经》原文为"其去如数",不可解,《内经知要》解释为去之速也,也有人解释数为促,我认为所谓不及就是合藏不足,合藏不足造成"䏚中清,脊中痛,少腹满,小便变"。"䏚"就是季胁下面、夹脊两旁空软的地方,也就是我们说的腰肌部位。"清"是什么?就是清冷,腰部清冷。

诸如此类,还有逆四时脉,如《素问·平人气象论》:"脉有逆从四时,未有藏形,春夏而脉瘦,秋冬而脉浮大,命曰逆四时也。"如果明白了天人的关系,这些问题就会迎刃而解。

我们讲这么多,主要是为了说明天人互感的问题,大家了解即可,入门以后,想进一步研究的时候可以再看这些。下面讲解运气中的南政北政司天在泉的问题。

(二)运气脉

十天干中除了甲、己是南政,其他的乙、庚、丙、辛、丁、壬、戊、癸都是北政。南政之年,三阴司天寸不应,三阴在泉尺不应;北政之年,三阴司天尺不应,三阴在泉寸不应。南政厥阴司天右寸不应,太阴司天左寸不应,少阴司天则两寸不应；北政厥阴在泉右寸不应，太阴在泉左寸不应，少阴在泉则两寸不应（表1）。

表1　南政北政司天在泉不应脉

南　政						北　政					
太　阴		少　阴		厥　阴		太　阴		少　阴		厥　阴	
司天	在泉	司天	在泉	司天	在泉	司天	在泉	司天	在泉	司天	在泉
左寸	左尺	两寸	两尺	右寸	右尺	左尺	左寸	两尺	两寸	右尺	右寸

那么不应的脉是什么样呢？不应就是沉细，甚至极微细，我个人的体会是可能只出现沉，而未必细。怎么辨别是正常的不应脉还是病脉呢？把患者的手反过来，如果这时候摸到了正常的脉，就说明是不应。

为什么甲、己是南政呢？甲、己化土，土位于中央，面南而施行政令，金木水火四运为臣面北受令，故为北政。

那么不应又如何呢？凡是反过手来而脉没有异常，仰掌脉沉就是不应的脉。不要将不应的脉当作病脉。如果反手还是如此，或者脉象不正常那就是病脉，需要治疗。临床过程中我注意过，有时候患者的脉出现左寸独沉而微细的情况，"寸沉痰郁水停胸"，可是他却没有任何胸部的症状，你让他把手翻过来，再诊就没事了。我发现虽然我们反掌后，大部分人的脉力和脉位会有变化，但是你如果和其他部位比较，不应的脉和有病的脉，反过手来是不一样的。

那么如果不应又说明什么问题呢？

实际上这主要就是说明人和天地运行不能顺应，我们讲完六气脉后，大家再思考这个问题就会明白了。《黄帝内经》养生的一个重要思想也就是"顺应"，顺则养，逆则害。

（三）六气脉

《素问·至真要大论》："厥阴之至其脉弦，少阴之至其脉钩，太阴之至其脉沉，少阳之至大而浮，阳明之至短而涩，太阳之至大而长。至而和则平，至而甚则病，至而反者病，至而不至者病，未至而至者病。阴阳易者危。"

厥阴风木，故而脉弦。少阴君火，故而脉钩。其余依此类推。我们在开始学习脉法的时候，内容只作为了解就可以，并且千万不要"死在常理中"，一定要懂得知常达变。

五运太过之年，气先至，将立春提前到左手尺部浮分。五运不及之年，气后至，将立春错后到左手关中分，前后相错为十三天。诊脉的要求是平旦阴气未散，阳气未动，饮食未进，衣服未著，言语未吐，也就是刚刚睁开眼睛的时候，没有干扰脉象的因素出现，医者清心调息，逐步推究。如果诊得平脉，就没有问题，如果是独大、独小、独长、独短、独浮、独沉就可以按照表2结合脉象和我们后面要讲到的五行生克制化论进行推断。

例如，左关中候独弦大，雨水、惊蛰之间会有风热病，

表2 六气分合六部时日诊候表

左手尺			左手关			左手寸		
沉	中	浮	沉	中	浮	沉	中	浮
冬至日 大雪十五日	小寒十日 冬至十日	大寒十五日 小寒五日	雨水五日 立春十五日	惊蛰十日 雨水十日	春分十五日 惊蛰五日	谷雨五日 清明十五日	立夏十日 谷雨十日	小满十五日 立夏五日
终之气太阳寒水			初之气厥阴风木			二之气少阴君火		

右手寸			右手关			右手尺		
浮	中	沉	浮	中	沉	浮	中	沉
立冬五日 小雪十五日	霜降十日 立冬十日	寒露十五日 霜降五日	白露五日 秋分十五日	处暑十日 白露十日	立秋十五日 处暑五日	小暑五日 大暑十五日	夏至十日 小暑十日	芒种十五日 夏至五日
五之气阳明燥金			四之气太阴湿土			三之气少阳相火		

这是因为弦主风，大主热，又在左关厥阴风木位上，故而可以断为雨水惊蛰之间可以出现风热病。右尺沉候脉独缓滞而实大，断为芒种、夏至之间有湿热病。缓滞主湿滞，实大主热，又在右尺相火位上，所以主湿热火旺。

如果六脉都滞而不畅，唯独右寸中候从容和缓，可知霜降立冬之间素病可以痊愈或者减缓。从容和缓为胃为土，右寸为金，这是生气，至其气的时候借助天地的生机自然可以减缓素病，甚或痊愈。

下面讲一下要前后相错十三天的原因。

问题涉及五运交运，《素问·六元正纪大论》有"运有余，其先至；运不及，其后至"之说，是指太过之运，在大寒节前13日交运，不及之运在大寒节后13日交运。因天人本为一气，故而候运气脉要和本年的五运交运情况结合。

六气脉是有一定价值的，人的气机顺应天地的气机一起运动变化，如果我们的机体在某个环节上有潜在的发病环境，那么当"内外合气"的时候便会发生疾病。如诊某友左尺脉极沉细无力，关脉沉分弦而略有洪象，我开玩笑似地跟他说："你立春前后得重感冒"，他不信："脉诊还能摸出什么时候得什么病？"我就跟他说："看看再说吧。"实际上他是"冬不藏精，春必病温"，而且他有关脉沉分弦而略洪，故而断他为立春前后有重感冒。

《素问·脉要精微论》岐伯曰："四变之动，脉与之上下"，后又曰："是故冬至四十五日，阳气微上，阴气微下；夏至四十五日，阴气微上，阳气微下。"其实这一段看似说了一个脉与四时的问题，却又包含了节气和疾病预后的关系。那么所采用的方法就是将节气和脉象，以及部位的阴阳五行生克结合运用。故而岐伯说："阴阳有时，与脉为期，期而相失，知脉所分，分之有期，故知死时。"问题看似玄奥，实际上我们这样一讲，再回过头来看的时候就并没有什么神秘的。

（四）地理脉

因人居住的地理环境不同，气候不同，而对人的影响也不尽相同，所以会有不同的脉，但是不同只是在各种环境之间进行对比而言，而且高原之上未必没有湿地，湿地之中未必没有高山，更何况现在处处是空调，人又多在室内，所以说时事异，人亦异。

《阴符经》上说："观天之道，执天之行尽矣。"对于复杂的人体来说，我们并不能打开它看到内部的气机运动变化，但是古人的智慧给我们提供了一个很好的方法，那就是他们取类比象、普遍联系、高度总结的思维方式，将万事万物以象的同比性来归类，从而指导我们以归类后的象去研究不能直接打开和被感知的人体，甚至以天道的运行变化和生杀休囚来指导临床治疗疾病和养生保健。当作为人的个体的内因越来越多，却不能像古人那样恬淡而顺应自然的时候，再多的外因也不能胜过内因的作用，这也就是说的外因必须通过内因起作用。而人过多的干扰自然对人的影响，比如睡眠失去规律、情志失去条畅，那么即使是最常见的受月球引力变化的月经周期也会发生改变。所以无论真人、至人、圣人、贤人都是以顺应自然阴阳数理为养生第一法则。

（五）性情脉（职业脉、行为脉）

人的五脏各藏精神，肺藏魄、肝藏魂、心藏神、脾藏意、肾藏志。五神外现五情，喜、怒、忧、思、悲、恐、惊虽为七情，但忧、思同类，恐、惊一宗，故为五情。怒则气上、喜则气缓、悲则气消、恐则气下、惊则气乱、思则气结。常怒者脉弦；常惊者脉变；常喜者脉和缓，甚者大软；常悲者脉滞，甚者沉涩；常思者脉郁。

好饮者脉硬，好肥者脉浊，好色者尺脉沉，好说者肺脉伤。钢铁工人经常近炉火，就好像常在夏季的环境中生活，而津液易伤。常打麻将者，颈部气血不畅则寸脉弦。大家有了思路，便可以举一反三的运用。但是，这只是常法，比如大怒则气脱于上，常见大怒之后气短难语者，脉反现虚滑之象，这就是变法。实际上职业脉是推理脉法，是通过了解各种职位影响心理和生理而得知的。

以上主要介绍了天地人自然对脉的影响，通过以上的讲解，我们需要了解的是天人同气在脉上的指导意义，以及个人体质和所在的自然、社会环境不同而其基本脉象有所不同等，至于所需要的五运六气内容，诸君可参看专门论述。

课后小品：《阴符经·神仙抱一演道章》

观天之道，执天之行，尽矣。天有五贼，见之者昌。五贼在心，施行于天。宇宙在乎手，万物生乎身。天性，人也。人心，机也。立天之道，以定人也。天发杀机，移星易宿。地发杀机，龙蛇起陆。人发杀机，天地反覆。天人合发，万变定基。性有巧拙，可以伏藏。九窍之邪，在乎三要，可以动静。火生于木，祸发必克。奸生于国，时动必溃。知之修炼，谓之圣人。天生天杀，道之理也。

阴阳离合升降出入论

中国古人的思维方式，是一种普遍联系、取类比象、高度总结、运动不止的思维模式。在天人同气论中，我们了解了天人关系，也就是自然和人的关系，实际上天人同气更需要大家清晰了解的是作为"一"的"道"的层次和古人对宇宙一元认识的高度。由于气血可以统一为"一"，其根于"气一元论"而产生的脉所体现的个体的"生机"以指导个体体质不同的观念，在脉学研究领域给我们很重要的启示。

在中国古人的眼里"无生有，有中有有，而万有又归于一，一化为无"的这种思维方式，实际上是古人在特定状态下得到的宇宙真相，而又通过语言进行的描述。"道生一，一生二，二生三，三生万物"，以及"无极生太极，太极生两仪，两仪生四象，四象生八卦"乃至六十四卦，是古人对万事万物的无限可分性的一个表述，也是对宇宙、生命个体等产生的一个客观描述，正所谓"其大无外，其小无内"。如果说天人同气是将人和天还原到"一"的层次上来讨论而得出一气变化和"生机"概念，那么阴阳便是在气之外加入位而形成"二"的层面。

在脉诊上，上部为阳，下部为阴；左手为阳，右手为阴；皮肤为阳，骨骼为阴。左手为督脉，右手为任脉。浮部对应人体的外部，沉部对应人体的内部。左手脉以血为本，右手脉以气为本。

寸关分界为膈，关尺分界为脐。寸主上焦，关主中焦，尺主下焦（图2）。

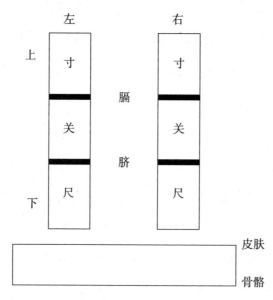

图 2　脉阴阳上下

如治一位患者左寸虚弱关沉尺沉细无力，断为督脉亏损的颈腰椎病，也就是脊柱相关疾病。当时患者因为颈椎2～6节全部椎间盘突出、骨质增生，椎管狭窄而活动气喘、头眩、心慌等，进而影响生活，医院要求做手术，她因为害怕手术失败而不敢做，经人介绍来找我，我根据脉象给其开了大剂的右归丸合归脾汤，六剂后其活动自如，唯余颈部一指肚大小的痛点，取注射针头放血后痊愈。

又诊一个老年妇女，两手尺寸俱沉而两关浮大而滑实，断其为宿食腹胀，其言正是如此，且大便数日方行已经数月，便出皆为羊粪状。故知其为宿食气滞导致便秘，开枳实、厚朴、白芍、神曲、山楂、麦芽、大黄、苍术等五剂而宿疾愈。

第一个病例为左脉督脉不足，升发无力、无源而成；第二个病例为中焦宿食阻滞气机而成。

再看一个病例：某中年男性，诊得两寸脉较关尺高起，超乎正常之气机升发态势，故断其头胀重不适，腰腿酸软，后背拘紧，其言如是。此正升发太过，上盛下虚而成，治以在上者引而越之，在下者权而衡之，用葛根汤合通督活血汤加减而愈。

那么我们回头来看，四时脉便是阴阳的离合升降出入。春生、夏长、秋降、冬藏，便是气机的离合升降出入。

我们再来看一个古代的医案，《名医类案》："罗谦甫治柏参谋，年逾六旬，春患头痛，昼夜不得休息。询其由，云：近在燕京，初患头昏闷微痛，医作伤寒解之，汗后，其痛弥笃，再汗之，不堪其痛矣（究其因，当为虚），遂归。每过郡邑，必求治疗。医药大都相近，至今痛不能卧，且恶风寒，而不喜饮食。罗诊之，六脉弦细而微，气短促，懒言语。《内经》云：春气者，病在头，年高气弱，清气不能上升头面，故昏闷尔。且此症本无表邪，汗之过多，则清阳之气，愈受亏损，不能上荣，亦不得外固，所以头痛楚而恶风寒，气短弱而憎饮食。以黄芪钱半，人参一钱，炙甘草七分，白术、陈皮、当归、白芍各五分，升麻、柴胡各三分，细辛、蔓荆子、川芎各二分，名之曰顾气和中汤。食后进之，一饮而病减，再饮而病却。"

医案说明了什么呢？前面我们讲了，春脉弦而有胃，而这位参谋在春时应该升发的时候脉却弦细而微，升发的力量不足，故而出现头痛。从这里我们还可以看出，《黄帝内经》描述的四时脉太过、不及的病证未必一个都不出现，也未必全部出现，但是其气机运动升降出入是存在的，而作为一个气机可以形成什么样的病证，还应该综合分析判断。

上面我们通过举例主要说明了阴阳的升降问题，下面我们再来看看浮部到沉部的出入问题。

按照《难经》的分法，从浮部到沉部共分为肺（三菽之重）、心（六菽之重）、脾（九菽之重）、肝（十二菽之重）、肾（十五菽之重），而在阴阳层面，我将脉分为三部，也就是通常所说的浮、中、沉，浮部为阳，沉部为阴，所以心肺属于阳，肝肾属于阴。

脉有胃、神、根，胃气我们前面已经说过了，那么根是什么呢？根由两部分组成，一个是寸关尺水平面的两尺，一个是浮中沉垂直面的沉部。

两尺为肾，左主应元阴，右主诊元阳，元阴、元阳为人的根本。沉部也为肾，因此如果一个人仅仅两尺脉没有了，但是沉取脉势和缓有力，说明还是有根之脉。

我们再来看太阳中风桂枝汤证的条文："太阳中风，阳浮而阴弱。阳浮者，热自发；阴弱者，汗自出。"阳有两个含义，一个是寸部一个是浮部；阴也有两层含义，尺部以及沉部。也就是说浮部脉浮，按之脉弱。或者寸部脉浮，尺部脉弱。水平面上寸、关、尺为升降，垂直面上浮、中、沉为出入。升而无源，出而无本，这样的人是不能用麻黄汤的，所以才会出现误用以后汗漏不止。

再举一个例子：某老年男性，诊得脉两寸略浮数，按之虚弱，左寸犹是。断为心血不足，阳浮于外，夜间皮肤瘙痒，遇风亦易瘙痒，问之果如此。予天王补心丹加蝉蜕等，数剂即愈。

通过上面的学习，我们再来看几段经典的原文。

《素问·脉要精微论》中"上盛则气高，下盛则气胀"，上盛指的寸，下盛指的是关尺。"来疾去徐，上实下虚，为厥巅疾。来徐去疾，上虚下实，为恶风也"，来指的是出，去指的是入，上为寸，下为尺。"推而外之，内而不外，有心腹积也；推而内之，外而不内，身有热也。推而上之，上而不下，腰足清也；推而下之，下而不上，头项痛也。按之至骨，脉气少者，腰脊痛而身有痹也"，内外就是出入，上下就是寸尺。"内而不外"就是内有积滞阻滞气机外出；"外而不内"指的气机外散太强，而入内太少。上而不下，有升无降，腰足能不清冷吗？下而不上，有降无升，清阳不能上达于头，故而头项痛。按之至骨，脉气仍少，是肾中大亏，精血、阳气俱不足，故腰脊痛而身痹。《黄帝内经》《伤寒论》等经典中类似的论述还有很多，掌握了脉学八论以后，就可以轻松地理解它们。

滑伯仁《诊家枢要》中提到"察脉须识上下来去至止六字，不明此六字，则阴阳虚实不别也。上者为阳，来者为阳，至者为阳；下者为阴，去者为阴，止者为阴也。上者，自尺部上于寸口，阳生于阴也；下者，自寸口下于尺部，阴生于阳也；来者，自骨肉之分而出于皮肤之际，气之升也；去者，自皮肤之际而还于骨肉之分，气之降也。应曰至，息曰止也"。知道了阴阳的离合升降出入，我们再看这一段便能得出其中的真实含义了。《伤寒论·平脉法》曰："寸脉下不至关为阳绝，尺脉上不至关为阴绝。"我们可以发现，上下就是指的升降，来去就是指的出入，而至止便是由阳转阴、由阴转阳的离合。后世诸家都说滑伯仁这六个字是"探得诊家之要"，这一点也不为过。

了解了阴阳离合升降出入论，在临床治法上要仔细去体会"善用针者，从阴引阳，从阳引阴，以右治左，以左治右，以我知彼，以表知里，以观过与不及之理，见微得过，用之不殆"。通过这句话，更要明白中医治疗"因势利导"的特别思维模式。如脉浮紧，浮则为外出，紧则被拘禁，气血的外出被限制了，就要帮助其外出，麻黄开鬼门，杏仁启肺闭，桂枝运通经脉，甘草补足中气，麻黄汤就一路把能源运送过来，从而解除了气血外出被拘禁的情况。

> **课后小品：《周易·说卦》**
>
> 　　帝出乎震，齐乎巽，相见乎离，致役乎坤，说言乎兑，战乎乾，劳乎坎，成言乎艮。

五行生克制化论

研究脉诊有两种思维方式，一种是简化的方式，另一种是分化的方式。简化的方式就是将复杂的脉象归于一，也就是气机的运动变化。分化的方式就是将"道"层面的一气变化，逐层分阴阳、五行，再加上运动变化组合相兼。简化是为了识体，分化是为了达用。识体达用、知常达变便是脉学研究中的心法。

我们在天人同气论中，了解了"一"的层面；在阴阳论中，了解了"二"和"三"的层面，接下来再在五行层面上研究脉诊的应用。

五行，即金、水、木、火、土。金生水、水生木、木生火、火生土、土生金，这是相生；金克木、木克土、土克水、水克火、火克金，这是相克。生克之间生中有克，克中有生，事物通过克制而使其生长促进就是制化，如《素问·六微旨大论》曰："亢则害，承乃制，制则生化。"

五行生克制化脉论主要包括部位的生克、脉象的生克、脉象与部位的生克。

※ 六部五行相生相克关系

脉诊六部五行相生关系，左寸为君火、主心，右尺为相火、主肾气、三焦、元阳，右关为土、主脾胃，右寸为金、主肺，左尺为水、主肾水、肾精，左关为木、主肝胆。从先天来说，天一生水，起始部位为金；从临证运用来说，起始部位为左尺为肾精，因人以肾为根本也（图3和图4）。

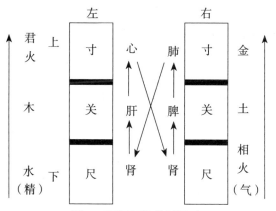

图3　五行相生关系示意

肺金
心火
脾土
肝木
肾水

图4　垂直面五脏五行分布

这里需要注意的是左尺和右尺的问题，左尺主肾水，主肾精，还主元阴；右尺主肾气，主肾阳，还主相火、元气、元阳。这是为什么呢？从天地关系的天覆地载来看，左阳右阴是天，左阴右阳是地，天覆地载就是天地的南北交媾。南为离，北为坎，坎离互媾，万物才能化生。从阴阳层面来看，左阳主背部，阳中必须有阴，化生才能有源，阳中之阴肾水；右阴主胸腹，阴中必须有阳，运动方能有力，阴中之阳肾阳。

下面来看一个病例：某男，四十五岁，泄泻便溏十数年，服理中、四逆、补脾益肠、四神无数，诊其脉右尺脉沉弱虚大，予桂附地黄丸小量久服，两月后见之，言服至月余已如常，脉诊呢，右尺脉还是有一些沉弱，嘱其续服。

一男自成年后腹痛则泻，至今已有二子仍然如此，诊其脉左关弦细右关沉弱无力，处逍遥散十余剂愈。这个病例就是木乘土，治疗思路为"见肝之病，知肝传脾，当先实脾"。如果人两关都弦，就在逍遥散的基础上加干姜、苍术、枳实等药。如果仅仅左关弦细，而右关和缓有力则为未传，只需用逍遥散，这是《伤寒杂病论》的原意，大家可以看一下《伤寒杂病论·脏腑经络先后病脉证并治》。

又诊一女，年五十余，左寸沉弦涩，病胸闷时痛，此阳虚阴乘，水乘火位，处以桂枝去芍药加附子合瓜蒌薤白白酒汤而愈。怎么判断她是阳虚阴乘的呢？左寸是君火，是阳中之阳，脉沉弦涩，这都是阴脉，沉弦主水饮，水邪阻滞脉道，阳气不得通畅，就胸闷、胸痛。

其他的部位生克、脉象生克可以以此类推。五行关系包括生克乘侮，临证如果能运用纯熟，对于断病处方必然可以增进不少。

五行中的"五"指的是金、水、木、火、土五类基本属性事物，"行"即是"运"，指五类基本属性事物的运动状态。

五行关系包括生、克、乘、侮、制、化等。生指的是生化，金生水、水生木、木生火、火生土、土生金。克指的是克制，金克木、木克土、土克水、水克火、火克金。以上生克讲的是正常的生克情况，而乘侮就是不正常的生克现象。乘就是一方过盛乘其所克，侮就是反克本来克它的，比如木过强则乘土侮金。《素问·五运行大论》曰："气有余，则制己所胜而侮所不胜；其不及，则己所不胜而乘之，己所胜轻而侮之。"

五行之间的关系描述有：我生、生我、我克、克我、比和、制化、胜复。比和指的是五行归类相同的两个事物的协同，比如肝和胆，脾和胃。制化指的是通过克达到生。胜复指的是五行在异常情况下相胜相制、克制复救、先胜后复的关系，由于太过或不及所引起的对所克者的过度克制，称为"胜气"，胜气的同时必然会招致一种相反的力量将"胜气"

压平下去，这种力量称之为"复气"。在五行结构中，如果出现太过而乘己所胜者，那么胜己者肯定要对其克制，消伐己亢太过，使之平复。当太过恢复正常，所胜者与被胜者就会协调制化；若出现不及，则胜己者就会乘之，但胜己者的所不胜又必会对其克制，使克我者反遭其克，以维持和保障五行系统的动态平衡。如木气太过，金对木就会过分克制，木气必然受损，木之子火气就会出来克制金气，使金气恢复正常，从而达到一个五行的动态平衡，这便是人体的自主调谐。但是当这种自主调谐不能使五行达到动态平衡的时候，便会形成传变的病态，从而形成循环的恶化。

六部五行脉法有时候也能很好地帮助我们理解病机，比如熬夜的人容易上火，也就是我们所说的相火妄动，还有一个现象就是熬夜的人有时候性欲很强，但是性能力很差，这是什么原因呢？熬夜本来是消耗阴血的，那么为什么会出现这些问题呢？明白了六部五行的问题，我们就会明白是什么原因了。阴血在左手关尺，当熬夜的时候阴血消耗，木气缺少了阴血的涵养，往上走，生了心火，心火又降为相火，相火过旺则出于本位。相火过旺自然就会出现上火的问题，而相火旺机体就会启动排泄相火的机制，那么人就表现为性欲强，然后精气泄一些，好像感觉轻松了，但是反而造成了精血的更加不足，这就是所谓的饮鸩止渴。

部位和脉象的生克，以及部位之间关系的生克，如以上所举各例医案。再如沉脉主病。"寸沉痰郁水停胸"，便是脉象对部位的生克，沉为阴为水的本性脉，而出现在阳的寸位，可知或为痰，或为水。

※ 时令脉、五脏脉生克关系

时令脉之间的生克，是基于四时脉气机运动变化的五行态势按照五行的生克乘侮推理而出的结果，其作用可以判断疾病轻重和预后转归。推而演之，素体脉和时令的生克，也可以判断人和天的生克关系；地理环境和人的素体生克也可以判断人与地的生克关系，根据你自己的脉象寻找一个适合自己居住的天地自然环境，便是生；如果居住在一个克我的地方，就是克。

时令脉的符合，古人称为脉合四时；时令脉的相克，古人称为脉逆四时。四时脉中我们讲了春胃微弦，夏胃微钩，秋胃微毛，冬胃微石。春为木、夏为火、秋为金、冬为水，土旺于四季为胃气，本不可见，见便是病。虽然说四时脉各有特点，但是并不是截然分开的，阴阳气机的升降出入是渐进循环、运动不止的。初春虽然为春但脉是由冬脉的沉而渐渐出表的，所以初春必有沉象。依此类推，初夏必有弦象，初秋必有钩象，初冬必有毛象；春末必有钩象，夏末必有毛象，秋末必有沉象，冬末必有弦象。以春、秋二分和冬、夏二至为四时正象。

假如春得肺脉，夏得肾脉，秋得心脉，冬得脾脉，为相克，称为逆四时脉。如果没有胃气可以推断死期。

再如春脉弦，得洪脉，至夏死；得涩脉，至秋死；得石脉，至冬死。这必须是以没有胃气为前提。其他脉依此类推。至于五脏脉在各种经典中早有论述，在此不再赘述。

※ 脉象归类

（一）阴阳归类

《伤寒论·辨脉法》："问曰：脉有阴阳，何谓也？师曰：凡脉大浮数动滑，此名阳也；凡脉沉涩迟弦微，此名阴也。凡阴病见阳脉者生，阳病见阴脉者死。"从以上可以看出，凡向外、向上、发散、圆滑等为阳，相反为阴。

阳类脉：浮、数、大、动、滑、疾、促、实、长、清、芤。

阴类脉：沉、迟、细、结、涩、弦、紧、微、虚、弱、濡、浊、滞、牢、伏、革、代、散。

《伤寒论》所说的生死不是指的必然生或者死，而是易治不易治。正如古人云："若发热面赤口渴者，脉洪大易治，脉沉微难治。"

（二）五行归类

木类：弦为正脉，其他紧、革、长、牢为互变类。互类就是由两种以上正类脉交互产生的脉象，变类就是由正类脉象变化而成的脉象，如紧脉为弦脉太过所成。

火类：洪为正脉，其他促、数、疾、动、实、芤、大、滑等为互变类。

土类：缓为正脉，其他濡、滑、浊、代、虚、弱、散、大等为互变类。

金类：浮为正脉，其他涩、短、滞、细等为互变类。

水类：沉为正脉，其他迟、微、结、牢、伏、清等为互变类。

课后小品：《素问·脉要精微论》

帝曰：脉其四时动奈何？知病之所在奈何？知病之所变奈何？知病乍在内奈何？知病乍在外奈何？请问此五者，可得闻乎？岐伯曰：请言其与天运转大也。万物之外，六合之内，天地之变，阴阳之应，彼春之暖，为夏之暑，彼秋之忿，为冬之怒，四变之动，脉与之上下，以春应中规，夏应中矩，秋应中衡，冬应中权。是故冬至四十五日，阳气微上，阴气微下；夏至四十五日，阴气微上，阳气微下。阴阳有时，与脉为期，期而相失，知脉所分，分之有期，故知死时。微妙在脉，不可不察，察之有纪，从阴阳始，始之有经，从五行生，生之有度，四时为宜，补泻勿失，与天地如一，得一之情，以知死生。是故声合五音，色合五行，脉合阴阳。

形气论

天地皆由精气变化运动而成，其"聚则成形，散则为气"。经云：察色按脉，先别阴阳，色应气，脉应形。脉象有气血运动态势组成，气为气，血为形。人体由物质基础和功能活动组成，有形的物质基础就是形，无形的功能活动就是气。形而上的为气，形而下的为形。对于诊脉来说，舍去形而只言气和舍去气而只言形都是错误的。对于诊断来说，舍去色、声只言脉是错误的，舍去脉只言色、声也是错误的。

在脉诊方面，我是从人体疾病的情况来看待形气问题的。比如人患病，有病位，有病性，而病位就是形，病性便是气。我们不能脱离位而言性，形气、位性就是阴阳，形为阴，气为阳，形气不能分离，分离则无生气。形与气就是互根互用、对立统一的阴阳两方面，如《素问·天元纪大论》所载"故在天为气，在地为形，形气相感而化生万物矣"，即是表述两者的协同互根互用。《素问·玉机真脏论》："形气相失，谓之难治。"王冰注："形盛气虚，气盛形虚，皆相失也。"这是说的两者的对立生克。形气论主要包括两个方面的内容：一是脉的位与气的关系，二是人的形与脉的关系。

在脉学中，作为脉诊部位可以体察人体脏腑百骸气血运动等所有方面的信息，而这些脏腑百骸并不是直接存在于寸口，为什么我们还能体察出其对应的信息呢？这正是因为气的作用。正因为有了气这一沟通内外、联络各系统的物质基础，我们才能在脉中定位脏腑百骸，从而诊察它们的情况。

如候大肠可以在右寸浮部，也可以在右尺，这就是因为大肠之气应在右寸而形应在右尺。临床过程中有的患者大肠的问题表现在寸，而有的则表现在尺，这也就解决了千古之争。以前有的人说大肠在右寸，因大肠与肺相表里；有的人说大肠在右尺，因大肠在下腹。其实这两种说法都经得起临床验证，并不矛盾。2007 年我在泉城为一同道诊脉，诊得右寸脉浮大而重按则可，因脉浮位为腑，沉位为脏，所以我对这位同道讲其有便秘之疾，她点头而告之确有其事。而 2009年诊一患者右尺浮大，询之亦有便秘之疾。

又如小肠之脉，《脉经》讲："心部在左手关前是也，与手太阳为表里，以小肠合为腑，合在上焦。肺部在右关前寸口是也，与手阳明为表里，以大肠合为腑，合于上焦。"而《黄帝内经》云："尺内两傍，则季胁也，尺外以候肾，尺里以候腹。中附上，左外以候肝，内以候膈；右外以候胃，内以候脾。上附上，右外以候肺，内以候胸中；左外以候心，内以候膻中；前以候前，后以候后。上竟上者，胸喉中事也。下竟下者，少腹腰股膝胫足中事也。"《脉经》云："寸主射上焦，出头及皮毛竟手。关主射中焦，腹及腰。尺主射下焦，少腹至足。"都是依据人体之脏腑解剖部位而定位的。这些问题我也思考了很久，及至临床诊脉多了，才发现两者都有道理，都有确实的情况出现。因此，我们应该知道大、小肠其形在腹部，其气又动于寸的情况。形与气的关系我们应该建立一个统一的认识。

那么建立形气统一的思维有什么用呢？学习形气之论对我们临床又有什么意义呢？

在过去的很长一段时间里，我们的脉学研究过多地关注于脉象的研究，而轻视了作为脉象必须依附的主体——脉位，象相同而位不同，则病不同。近些年因为西学的昌盛，出现了主攻病位的脉学，使得我们又重新认识了脉诊的内容。在脉诊上形成了一个以重视病性的寒热虚实而轻视形体疾病的定位和一个重视定位形体疾病而轻视人体气机的运动及寒热虚实的两个看似矛盾的研究方向。对脉法的研究，要么根本就没有脉法概念，要么就藏私不泄。在我着手研究脉学以来，开始阶段我也是除了了解心、肝、肺、脾、肾的简单定位以外，更多的是着眼于脉象的研究，当我读书看到"寸数咽痛口舌疮，吐红咳嗽肺生疮"的时候，我很迷惑。为什么一个寸部数脉会有不同的病？该如何区分它们呢？后来我的一位朋友谈到他的一位老师曾经在年轻的时候接触过一名前辈，这位前辈通过脉诊诊察到患者嗓子痛，那位老师就请教前辈，前辈只是跟他说了以上我引用的那句话。那位老师也没有跟我朋友说清楚为什么可以诊察到嗓子痛，这就更促使我去破解谜题。后来在学习的过程中我终于解开了这一疑问，一切只因"位"的不同。如外感风热咽痛，咽部的定位在寸脉内部的上边，当指力按压水平线逐步下移，会发现寸部上部中间有一个点突出于其他部，因其较其他部被提前感知，所以指下为数而其他部位不数。在脉诊上寸部上部这一形的定位结合了脉浮数的气机状态便是我确定咽痛病的病位和病性的依据，脱离了两方面中的任何一个，都不能准确地诊断患者因风热外感造成咽痛，使得我们对病因、病性、病位的确定有所缺失。

形气论还有其他的内容，像我们前面引用到的形气相失方面论述的经典文献。如消渴，胃火炽盛而致消谷善饥，形越瘦、脉越数则病情越重；阳不足则形盛脉沉微，形越盛、脉越虚则病情越重。再如人禀赋为六阴，也就是说素体康健，脉为沉迟，这类人是六部常为阴脉，那么其一旦略见浮起而数，即便是和常人脉相同，也是病态。

总而言之，临证必须知道人是形气统一的整体，形气之间有对立统一、互根互用的关系，脉诊必须全面获得病位、病性的信息，而临床色脉合参、脉证互看是准确诊断和治疗的前提，不可因过度重视脉诊而忽视其他方面。我们必须全面地看待形气一体和形气关系，只有这样才能更全面精细地看待患病的个体。举个例子，我诊脉有时候经常会弹压患者尺部的皮肤、肌肉，这也是被我们丢弃的诊法之一，有的人脉有力而尺肤的肌肉松软虚空，有的人肌肉松软虚空，脉也软弱无力，有的人脉软弱无力而肌肤绷紧如同木棍，虚实之间，形与气就必须总体判断。以上主要说了两个问题，一个是脉本身存在形气的问题，另一个是患者的形体和脉气的形气关系。

课后小品：《素问·三部九候论》

帝曰：以候奈何？岐伯曰：必先度其形之肥瘦，以调其气之虚实，实则泻之，虚则补之。必先去其血脉，而后调之，无问其病，以平为期。

帝曰：决死生奈何？岐伯曰：形盛脉细，少气不足以息者危。形瘦脉大，胸中多气者死。形气相得者生。参伍不调者病。三部九候皆相失者死。上下左右之脉相应如参舂者病甚。上下左右相失不可数者死。中部之候虽独调，与众脏相失者死。中部之候相减者死。目内陷者死。

帝曰：何以知病之所在？岐伯曰：察九候，独小者病，独大者病，独疾者病，独迟者病，独热者病，独寒者病，独陷下者病。

格局论

对于医者来说，我们常常讲到的是"整体观念"，那么在临证当中我们是不是就只要整体，不要局部了呢？答案是否定的。

作为一名医者，我们一定要懂得把握患者所有的信息，又要能通过复杂的信息把握疾病的实质。整体和局部只是我们的一个眼界问题，如你认为人体是一个整体，那么还有人和天的整体。如果你认为人和天是一个整体，那么还有人和地的整体，乃至人和整个宇宙的整体。一旦我们的眼界被局限，我们将不能全面地洞察信息。这就好比某个国家是一个整体而里面的个人是部分，而某个国家和地球比的话，地球是整体，国家是部分。在一个人来说，一个人是一个整体而一个消化系统是一个部分，而对于消化系统来说，消化系统是一个整体，而肝的生发疏泄、胆的温化和脾的升清、胃的降浊都是部分。由此我们可以知道格局不是单一的，格局内部还有格局，两个格局之间又可以互相联系。而格局离不开系统，一个格局就是一个系统。

在脉诊方面，我们前面所讲的包括天人同气、阴阳五行、形气都是格局，即天人格局、阴阳格局、五行格局、形气格局，只是我们看待每个格局的角度不同而已。如诊某人左寸脉上部浮数、右关尺脉沉弦，其近日口舌生疮，素有右下腹冷痛便溏之疾。两个病情可以是两个格局，也可以是一个格局，关键是要看两者是否有关系。从病情上看，两个症状是两个格局，但是在用药上因为两个症状是发生在一个人的大格局下，就必须注意清火不能实寒，而应采取引火归元或清上温下的方法。

下面主要讲一下格局运用的问题。我们先来看一下脉诊分配人体的定位格局。

在总体上来看，我们前面讲过左为阳、右为阴，上为阳、下为阴。在三部九候分法上，分为寸、关、尺和浮、中、沉。而在"三"的分法上又有更细的分法，这种分法来源于《素问·脉要精微论》所载"尺外以候肾，尺里以候腹。中附上，左外以候肝，内以候膈，右外以候胃，内以候脾。上附上，右外以候肺，内以候胸中，左外以候心，内以候膻中。前以候前，后以候后，上竟上者，胸喉中事也。下竟下者，少腹腰股膝胫足中事也"。《黄帝内经》的这段论述，可以说是医学全息论的雏形，是给我们一个点，进而让我们自己去悟到面。

下面我们用图 5 来说明这种分法。

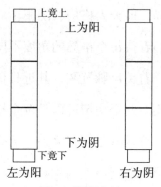

上竟上
上为阳

下为阴
下竟下
左为阳　　　　右为阴

图5　阴阳分法

从这段经文可以得出一个结论，就是脉的上部就是人体的上部，脉的下部就是人体的下部，而浮部候人体的外部，沉部候人体的内部。道者，其小无内，其大无外。寸口即可缩影一个人体，上部是天，在人应头；下部为地，在人应足。上以候上，下以候下，左以候左，右以候右。寸口可以分为三部，三部之间也没有绝对的界限。其实脉诊部位也和"道"一样，具有可分性，从"道"为一来说，不管是左右寸口，都是一气而已。从一阴一阳为道来说，又可以将左右寸口分为左为阳，右为阴；上为阳，下为阴。从五行来看，左右寸口又可以按照心火、肝木、肾水、肺金、脾土、相火来分。从形气相感应来看，寸口即是人体的缩影，这就是格局论在脉诊定位方面的应用。

再来看脉气格局。我们知道人体气机存在一气周流、左升右降、内外出入等运动变化形式，而在人体整个气机同天地气机的升降出入内部，还存在着人体内部各系统的升降出

入，如肝胆系统的升发和疏泄、肺系统的宣发和肃降、脾胃
系统的升清和降浊等（图6）。

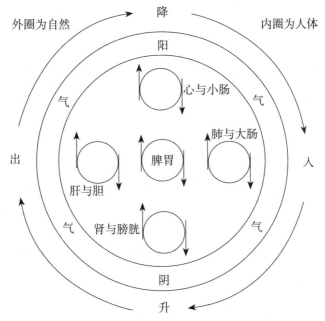

外圈为自然　　　　　降　　　　　内圈为人体

阳

气　　　　心与小肠　　　　气

肺与大肠

出　　　　　脾胃　　　　　入

肝与胆

气　　肾与膀胱　　气

阴

升

图6　天人阴阳升降出入五脏格局

从图6可以看出什么呢？人体脏腑各系统和人体及天地
自然为一个整体，而各系统又相对独立，天地有升降出入，
人体亦有升降出入，各个相对独立的系统也有升降出入，只
因格局看待不同而区别。如某患者诊得脉六部总按无甚，单
按独左关沉弦有力，沉为在里而不出，弦为郁滞而难升，有
力为实，此便是柴胡疏肝散证，是肝系统的升发问题。再如
河北刘保和教授，他可以说是我的一字师，他诊某女闭经数
年，心烦热眠差，为栀子豉汤证，乃是心气不能下降所致，

正是对应《素问·评热病论》"月事不来者，胞脉闭也，胞脉者属心而络于胞中，今气上迫肺，心气不得下通，故月事不来也"所论。这部分对系统内部格局关系作了疏理，细细揣摩，方能更清晰地诊断疾病。

那么，格局论的内涵包括哪些呢？格局论以系统、信息，以及普遍联系的关系结合阴阳五行事物的运动模式为理论依据，以"道也者，其小无内，其大无外"为指导思想，由整体与部分、单一与复杂为组合形式，首先判断格局所显现的态势，也就是"象"，从而以格局的"象"来指导方药的"象"，达到养生治病的目的。

临证过程中如果有了格局的概念，便不会迷失在多疾病、多脏器、多脉象的复杂情况中，就可以做到轻重有别、标本有分、缓急有度。如太阳中风脉浮缓，同时左尺弦涩，这是一个大格局套小格局的模式，脉浮缓对应了太阳中风的格局，而左尺部弦涩对应了患者左侧腰痛的格局，中风为新病，腰痛为素病。那么根据先表后里、轻重缓急的原则，先以桂枝汤治疗太阳中风，而后再治疗患者素有的腰痛，这是大格局和小格局没有必然关系时的处理原则。

当格局之间有必然联系的时候，就要注意方药的使用了。如总按脉虚弦滑，单按右关脉虚大无力，脉虚弦滑为气虚痰湿阻滞气机，而右关脉正是说明此病为脾气不足造成。再如诊得某患者其脉左寸虚细，右尺沉，左寸虚细为心的气血不足，右尺沉为肾阳不足，在方药上可以分开治疗，也可以合并治疗。但是根据五行格局，心为君火，其下降而产生相火，因此以解决心的问题为主；辅以晚上戌时末、亥时初服用肾气丸，这是取时间上的生水时之法。

当我们明白人作为一个整体的气机运动变化以后，也要明白上图所示的各脏系统的分格局的升降出入问题，如在糖尿病脉证辨治的时候，我发现有的患者只有右关脉洪大，这就是脾胃升降系统的问题，这样的患者右关的洪大多伴有往手指上冲击的感觉，这就是升与出的问题，那么人为什么消渴呢？这就是阳明胃腑有热，热鼓荡气血，气血被鼓荡以后必有升与出的表现。凡是消渴患者见到此脉的，用白虎加人参汤多有良效，而没有此脉的用白虎汤就不行。当消渴病进展以后，六脉格局便会出现异常，这就是由小格局向大格局的进展。相对而言，当一位患者经过治疗大格局没有异常以后，你一定要注意小格局的问题，如果小格局中还是有问题，就必须彻底治疗，否则患者很容易再次复发或转换成其他情况。

我们再来说一下多脉象的问题。多脉象也称为兼脉，即有多个脉象复合组成的脉象群，每一个脉象既可以看作独立的格局，又因为联系可以和其他脉象组合为多格局的象模式。当多脉象重合的时候，要看哪个脉象或者哪几个脉象体现的病机为主或者为急务，以其为主要治疗的目标。如《文魁脉学》举肝硬化腹水案，脉弦细小数，弦则为水饮，细小为阴伤，数为热，此患者为阴伤化热，当先解热以解除患者烦躁难安的标症。

综上所述，以格局观念为指导思想，通过一气、天人、阴阳、五行、形气、脉气等格局辨别疾病的本质，确认疾病的关系和轻重缓急，可以让我们清晰地看清疾病，从而准确地使用药物，也能够帮助我们理解古代中医的组方精妙，比如我近期用叶氏茯苓饮治疗水饮型糖尿病。叶氏茯苓饮由《外台》茯苓饮化裁而成，《外台》茯苓饮由茯苓、人参、白术、陈皮、枳实、生姜组成，治吐后胃虚停饮，心下胀满，经叶天士化裁后为半夏、陈皮、茯苓、黄连、枳实、杏仁六味。我将叶氏茯苓饮合《外台》茯苓饮后加入生谷芽、麦芽以助脾胃生气，临证再据证加味，多有效验，故取名新加茯苓饮，变化后为半夏、茯苓、枳实、白术、党参、陈皮、生姜、生谷芽、生麦芽、杏仁、黄连、苏叶等。此方一改通降阳明之剂为升发太阴与通降阳明合力之剂，通过运转中轴而带动四旁，可以使糖尿病患者尤其是胰岛素依赖型患者恢复胰岛功能，大多可在十日内收到效果，而后可逐步减去胰岛素。再说明一次，治病的方法虽是固定的，但是病情是多变的，思路必须结合患者的脉象，如果糖尿病脉不在右关，不能死板地应用此思路。如有外证，诸如口渴、喜饮、尿频等，若脉在右寸、左尺、右尺、左关，需要根据所在格局和脉象辨证用药。

脉度论

为什么有很多先人不仅能明言患者所患何病，且能明言病情的轻重，还能告知患者所生肿疡的大小？他们是如何确定的？脉象相同而病情轻重不同的依据是什么？依靠什么来判定用药的量？最根本的就是脉度。所有脉象都应在脉度的概念下进行分级，从而使得我们即使摸到相同的脉象，也能区别患者病情的轻重。例如，将主外感的浮脉划分为浮、浮下 1、浮下 3、浮下 5、浮下 7、浮下 10、浮下 15 等，这里的数字便是具体说明患者外感的天数。通过对浮脉的脉度分级，我们就可以确定患者外感的天数，为我们细致地分析患者的病情提供有力的帮助。

脉度指的是通过诊脉所得到的脉象的程度。脉度的概念不仅仅限于王氏脉诊（恩师王光宇首倡"脉度"概念），在传统脉法上也是有体现的。"中医不传之秘在药量"，从我个人来看，不是不传，而是没法传清楚，同样的病证，药味相同，但是因为其中各种因素程度的不同，故而所使用的每一味药的量是不同的。东西很严格，也很灵活和微妙，如果掌握了诊法，尤其是脉法，那么根据各个因素所形成的脉变化的脉度就可以确定所要用的药物的剂量。例如，我们学《伤寒》，小发汗法就有很多变化，这些变化很严格和细致，但是《伤寒》也有不着文字的情况，垂规矩以立方圆。人是太阳中风，你用桂枝三两，人也是太阳中风，但是脉度不一样，你也许就应该用二两。所以说，"医者意也"，不是让你随心所欲，而是要你思维灵活，处事方圆得当，用药恰合机括。

再如在阳明病白虎汤证中，药物用量的判断除了根据患者症状的轻重外，还有一个最重要的依据就是患者脉洪大的强度。

综上所述，脉度就是脉象的不同程度。其主要作用有三方面：一是确定不同性质的疾病，二是确定疾病的程度，三是预测疾病的转归和预后，以及决定方药使用和剂量的变化。对于脉度的了解和掌握，对我们提高临床诊疗水平有很大的帮助，并为患者清晰地了解自己的病情提供强有力的中医根据。

一象二分论

什么叫一象二分论？为什么要将一象二分提到很高的高度？

中医脉学的脉象不能绝对地认为某个脉象就主什么病、什么症状，任何一个脉象都应辨证地看待，比如浮脉主表但也可以主里，沉脉主里也可以主表。即使是对应虚病的虚脉也有虚中之实或实中之虚的区别，如右关虚为脾寒食滞，此处虚指的是按之无力的脉象。

一象二分最常见的脉就是残贼六脉以及迟、数、伏等等，下面我们以残贼六脉中的几个脉象为例来说明看待脉象不可绝对的问题。

《伤寒论》："问曰：脉有残贼，何谓也？师曰：脉有弦、紧、浮、滑、沉、涩，此六脉，名曰残贼，能为诸脉作病也。"这是说上述六种脉象可以和其他脉象组合而诊断疾病。

弦脉可以出现在气滞病，那么在气虚病中可不可以出现呢？根据我临床中的摸索，答案是可以的。气虚时清气不能升至清窍，而根据天人同气自主调谐的规律，会出现病理性反射的血菀于上而出现中风，所谓的虚极生风即是此，而过程中会出现弦脉。

再如浮脉，浮脉本为主表，这是常。但是浮脉也会出现在里证，这是变。浮而有力为表，浮而无力为里。失血可以出现浮芤脉，虚阳浮越可以出现浮而无根的脉等。脉浮弦如果没有外证，重按无力，尺脉弱，这是肾藏不足而肝失涵养，阳无阴制，气浮于外，治用肾气丸加重山萸肉之量。所以诊脉不可以轻率而草草了事，一定要三部九候逐步细究。

我们看一个病例，某人素体无病，近日腹胀便秘，诊得右关脉浮弦滑实，断为食积气滞，方予保和丸合五磨饮子。

再如《伤寒论》："小结胸病，正在心下，按之则痛，脉浮滑者，小陷胸汤主之。"

"心下痞，按之濡，其脉关上浮大者，大黄黄连黄芩泻心汤主之。"

我们再来看看沉脉，沉脉本为主里，但是也会出现表证，如少阴病麻黄附子细辛汤证。

"少阴病始得之，反发热，脉沉者，麻黄附子细辛汤主之。"

"太阳病发热，脉沉而细者，名曰痉，为难治。"

"太阳病，其证备，身体强，几几然，脉反沉迟，此为痉，栝楼桂枝汤主之。"

例证还有很多，不一一列举，具体详情将在脉象各论中阐述。那么，我们如何看待一象二分的原则呢？如何区别其所主的不同方面呢？答案就是要理解气机脉理，要知道脉形成的原理，从而在兼杂脉中理出头绪，弄清楚脉所反映的疾病实质。

课后小品：《老子·二十八章》

知其雄，守其雌，为天下溪。为天下溪，常德不离，复归于婴儿。知其白，守其辱，为天下谷。为天下谷，常德乃足，复归于朴。朴散则为器，圣人用之，则为官长，故大制不割。

感知方位论

　　脉学感知方位论主要指的是脉象感知方位问题，包括感知方向和感知位置。

　　一直以来，我们在脉学学习方面只注重了脉象本身，而忽视了感知脉象本身所需要的基础，从而使得我们对脉象的理解和感知变得百人百样，这就造成了对相同脉象的不同描述，或者对不同脉象的相同描述。实际上也许两个人说的是同一个问题，也可能两个人说的根本不是一个问题。有的时候因为不知道感知方位，而造成了将一个问题拆分或将多个问题合并的不必要的麻烦。而有的人则因为无法形容自己的感知而创造了更多的脉象，使得脉学变得越来越复杂，给后人造成了更大的困扰。

　　如脉无根由两个因素组成，一个是水平方向上寸关尺的尺部，另一个是垂直方向上肺、心、脾、肝、肾的肾，假如仅仅沉取无有，而尺部脉正常，这不能叫无根死脉，相反也是如此。

　　再如洪脉为什么又叫钩脉？为什么说如涛拍拍然，来盛去衰？洪脉是气血外散造成的，故其所谓的"来"是指的外出，"去"是指的内入。我们看波涛拍打礁石，力量很大的拍到礁石上，然后反作用力使其返回去一部分，这就是来盛去衰的原因。到人体上，洪脉的体会方向就是垂直方向，而位也很重要。有时候洪脉在浮部，但是有时候洪脉并不一定在浮部，甚至可能出现在沉部。如某中年女性，农民，正值酷暑，于田间劳作，归家热渴甚，沐浴后暴饮冰箱中的凉饮，至晚则胃脘痛满而发热，按其脉沉洪，处苍术 30g，桂枝 10g，石膏 60g，甘草 10g，汗出而愈。这正是热被寒郁，不能出表，本"火郁则发之"而治，不可拘泥于"桂枝下咽，热盛则毙"。

再如王氏涩脉，其感知位置为水平位脉力最强线，也称为标准脉力线。其感知方向有两个，一者顺血流方向，一者逆血流方向。两者体现的象不同，只是因为感知方向不同而已，但都是一个涩脉所反映的。而王氏涩脉的位置，必须在脉力标准线上才能清晰标准地感知，否则就不能标准地感知脉象，从而错误地判断疾病病情。

再如长脉，按照以前的理解长脉就是超过本位，但是李士材怀疑如果关脉长，那不就是上到寸，下到尺了吗？何来超过本位呢？这是因为他只注意到了感知的方向而没有注意到感知的位置。长脉的感知是先找到单按脉力最强点，然后感知脉力相同或者强过最强脉力的一段距离是不是超过本位（图 7）。

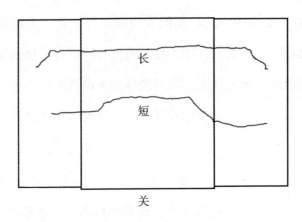

图7　长短脉示意

　　再如浮脉，其感知方向为垂直方向，感知位置为垂直方向由表渐渐向下，才能感知外感由表入里的过程。

　　到现在为止，脉学八论我们就基本简单地介绍完了，虽然有一些复杂的问题没有涉及，但是如果大家能通过研究古人的思维方式去研究上面的八论，我相信一定会举一反三。八论作为脉学研究的方法论，过去并没有被系统地论述，现在我们将其公之于众，为的就是中华文化的光辉再次明亮，让中医学在现代社会吸收新鲜的血液后，重新恢复传统的认知，让中医工作者人人都能学会脉诊。作为中年一代的中医，我不揣浅陋，抛砖引玉，但求和大家一起进步，疏漏错误之处，还望大家本着弘扬国医的精神不吝赐教。

脉象研究的方法

在研究脉象的时候，如何才能不被复杂的脉象迷惑？如何才能将它们分辨清楚呢？经过多年的摸索和总结，我将个人的研究心得和前人研究脉象的方法相结合，总结出以下几个方面，在此奉献给广大中医工作者，以期共同进步。

※ 知理

知理包括三个方面，一是人的生理病理，二是脉象形成的原理，三是药物的药理。熟悉人的生理病理是学习脉学前必须做好的功课，只有清楚了人的生理病理才能知道会产生脉象的原因，才能理解脉象可以诊断疾病的机制。当然这里所说的人体生理病理不是指的现代医学的生理病理，这里所说的药理也不是现代西医药理，而是建立在以中医气象阴阳五行系统运动模型下的人体生理病理。模型是中医认识宇宙人体的基本工具，是古人高度智慧下对事物高度观察后为我们提供的理论体系。

当我们通过诊脉，乃至四诊合参以后，我们知道了患者的病机病理，那么我们就必须选择药物或者针灸等方法对患者进行调整。如果我们仅仅弄懂了生理、病理、脉理，却不清楚在中医思维模式下如何使用中医的方法治病，那我们还不能叫作中医。

反过来看，如果我们弄懂了人体的生理病理和针药的机制，那么我们就更容易理解脉象产生的机制，这就是我在脉象研究方法这一部分首先要强调知理的原因。人体由一炁而化气血，气血运行于脉管中，气血即是阴阳，两者存在互根互用、对立统一的关系，气虚血就相对旺盛，血虚以后气相对就旺盛。例如，芤脉的产生机制就是循经之血丢失，使得气相对旺盛，才会摸到中间空、周边有的脉象。而同样可以出现在血虚情况下的虚脉则是因为其血气整体下降，所以不是中间空。这就为我们又提出了一个问题，芤脉和虚脉可不可以同时出现呢？当然可以。当气血同时不足，而气相对血仍然较盛的时候，便会出现芤脉和虚脉同时存在。这就是脉理和生理病理的关系，也是我为什么说第一要知理。

再如暑热之邪伤人，暑热之邪为阳邪，属火，所以当暑热之邪伤人以后可以出现洪大脉。但是其作为一种火邪，是可以伤阴的，如果伤阴就可以出现洪大而虚数的脉，当阴液渐渐被伤，阳气也会随之而伤，所以脉会由洪大渐渐变为虚大，进而变为微脉。整个过程中用药是不一样的，更何况还会因其素体不同或者其他情况而出现更多的脉象。因此，知理在疾病的诊治全过程中始终是最重要的，个人认为这也就是所谓的"医者意也"。而知理的重要性，我常常说，"要活在脉理中，不要死在脉象下"。

在研究脉象机制的时候，一定要按照中医的思维模式，只有这样才能真正进入脉证药相结合的模式。而脉理清晰，则病理清晰，病理清晰，则医理明了，剩下的无非是对症施药，故而我们可以说脉理便是医理。

※ 归象

归象就是用形象思维的模式来理解脉象，将各类有共同特性的事物归类为一个象，从而以其共同的特性来理解脉象。我曾经说过古人称摸脉为看脉，他们为什么称看脉呢？问题我们要从"象"开始说起。"象"字甲骨文作"𧰼"，本义即是指哺乳动物大象。那么，我们再来看看"相"字，"相"字甲骨文作"𣆳"，本义为察看。《说文解字》："相，省视也。"而在语言文字的演变过程中，有一个时期，象渐渐和"相"字互用不分，从而两者都含有了形象、意象的含义，而后"象"渐渐归为无形，而"相"便成为有形之象。

要成为一名合格的中医，就必须要有中医的思维模式和方法，既然古人对世界的认知是采用比类取象的方式，那么我们要学习以他们的思维方式而创立的中医学，就必须回归古人的思维方式，乃至进入其思维环境。

作为中国古人的一种重要的思维方式，"比类取象"从伏羲氏画卦到《老子》"大象无形"乃至中医藏象、脉象，无处不离"象"。当我们说起某个事物，出现在我们脑海中的首先会是一个形象，而不是代码的逻辑。人类的形象思维能更多地去创造，也能更多地解放思想。

在学习研究中医脉象的时候，如果完全采用逻辑的推理，并不能达到对脉象所反映的生理病理的完全感知，而采用与同类事物的意象思维恰恰可以使我们摆脱脉象名称的束缚，而融合入象的意念中，从而将同象的生理病理及药理融会贯通，将复杂的病情回归于简约。

我们来看紧脉的形成，以紧脉为例来帮助我们理解"象"思维在中医学习中的重要意义。紧脉，前人说其如转索，如切绳。那么古人的这一以象解象，给我们提供了一个最直接的象思维模型，然而，由于时代或者个体境遇的原因，我们本身对转索和切绳这两个在古人看来很普遍的象未曾直接感知过，这就使我们对脉象的感知因为对其同象感知的缺失而变得模糊。那么，不管是转索还是切绳，其所表现的象都是一个绷紧的东西欲松开却不能松开。而紧脉恰恰就是人体脉道的绷紧欲松所形成的，紧脉并非都是寒邪，也可以是气机拘紧，也可以是由其他因素造成的，但是归根结底其结果都是使得人体的气机产生拘束而使得脉道紧张过度，那么，所有能使脉道有这种状态的病因便成为紧脉的主病。

我们最直接理解脉象的方法是什么呢？就是观察体验如转索、切绳这样的象。如《黄帝内经》有"冬胃微石曰平"和"冬脉如营"之说，而又说沉而搏（考"搏"应为"抟"）为营。那么什么是石脉？石脉是不是就是沉脉呢？这就要从"营"和"石"找答案，"营"本义为四周垒土而居，《黄帝内经》说其沉而抟，那么沉而抟是不是"石"的特性呢？将几者的象和冬时气机的运动模式比较，我们就会理解所谓的冬脉就是在有胃的基础上内敛（出入）而微沉（升降）。所以，我们以前说冬脉沉，这是不完全正确的。

※ 对待

对待就是将相对的脉象对比学习，通过对比使我们更容易理解脉象的不同。对待的问题比较简单，如浮脉和沉脉、迟脉和数脉、大脉和小脉、长脉和短脉、清脉和浊脉、散脉和抟脉、虚脉和实脉、滑脉和涩脉、松脉和紧脉、洪脉和微脉、结脉和促脉等都是相对的脉象。

在研究脉象的时候，将相对脉进行对比便很容易掌握脉象的特性，而且从相对的脉象还可以看出什么才是平人的脉，即不大不小、不浮不沉、不滑不涩、不长不短、上下齐等如引绳就是平人脉。

而在脉学研究的方面，我们也需要采用对比法来进行诊断，比如：左右对比、上下对比、内外对比、人迎寸口对比、六脉对比。除此之外，我们还要知道，我们在天人同气论中提到的人的特质，比如劳心之人和劳力之人基本脉象的差异。

※ 类比

类比就是比较脉象的相同点，然后找出有共同特性的脉象的不同点，进而更加清晰地分辨各脉象的异同。如具有"浮"类特征的脉象有浮、虚、濡、散、软、微、革等；具有"沉"类特征的脉象有沉、伏、牢、弱等。浮与虚同有浮的特征，那么它们如何区别呢？虚脉与浮脉同具有轻取即得的特征，而虚脉不同于浮脉的地方是按之则无力，脉管松软。因此，我们就要知道当我们诊脉的时候，脉轻取即得，但是按下去没有力，你就不要说这是浮脉了，要说是虚脉。虚脉与芤脉同具有浮的特性，它们又有什么区别呢？虚和芤在我们的脉法上来看，有极其相似的地方，都是轻取即得，按之无力。但是它们也有区别，那就是芤脉按之是完全没有的，而虚脉只是脉力减少而已。另外一点，虚脉的脉管必须松软，而芤脉则不必松软。沉与牢皆有沉的特征，而牢脉一定比沉脉更兼有弦、长、实、大的特性。微脉与细脉，两者同具有脉体细的特征，但是微脉脉位浮而极细无力，若有若无。弦脉和长脉，两者都有长的特征，但是弦脉脉管的紧张度是增高的，而长脉确实对脉体的长短要求必须是脉体长的，也就是说弦脉在长脉的基础上增加了一个脉管紧张度增高的要素。牢和革都具有弦的特性，牢脉实、大、弦、长，脉位在沉位，而革脉是浮位且具有芤的特性。

※ 简约

　　疾病病理千变万化，而脉象仅仅几十种，因此有人怀疑脉诊的作用，怀疑诊脉不能真正诊断疾病，这是因为他们忽视了脉象的复杂组合，更忽视了几十种脉象仅仅是占人的垂法立象，而并非所有脉象。实际上有一种病机便有一种脉象，更何况即使同样的疾病也会因出现在不同人身上而表现出不同的脉象，而且同一个人同一种病机随着时令、时辰的变化，脉象也会变化。那么既然脉象在实际当中这么复杂，又如何学习脉学，掌握脉象呢？很简单，就是我们一直讲的，将复杂的变简单，而不要将简单的变复杂。
　　简约主要包含两个内容：一是将众多的脉象，通过特性确认简化；二是将复杂的脉象分解为组成脉象的几个要素。

将一个脉象拆解为几个其他的脉象，如革脉是弦脉兼芤脉，那我们就不需要必须记住革脉，而只需要将弦脉和芤脉的主病进行组合分析就可以。再如濡脉是浮脉、细脉兼无力，我们就可以通过这三个因素的主病对濡脉的主病进行分析。

将复杂的脉象分解为组成脉象的几个基本元素，这是初入门时一个很好的方法，也是理解脉象的很直观、很简单的方法。根据对脉象的研究分析，脉象的组成元素大致包括脉位、脉率、脉宽、脉长、脉力、动势、脉流、脉律、脉管九个元素。脉象元素可以单独为一个脉象，也可以由几个元素组合为一个脉象。下面分别介绍各元素的内涵。

1. 脉位——浮沉

脉位指的是脉管管壁和皮肤、骨骼之间的部位关系。在脉诊之时，我们从轻触皮肤开始，逐渐用力，直到按至骨骼层面。位在感知方位论里面我们也做了一些论述，我们知道它是一个垂直的方向，而在方向里面有两个问题，就是整体脉管的浮起和沉下，以及管壁的浮起和沉下，而脉管并没有整体变化。但我们从轻触皮肤开始逐渐下压的时候，不仅要探知脉管的部位，同时要探知脉管上部的力度、宽度和下部的力度、宽度的不同，也就是表里气血的盛衰多少及出入状态。也就是说浮沉说明的是人体气机的出入问题，浮主向外，沉主向内。

在这一个元素里面，我们可以提出的脉象有：浮、沉、伏、牢、微、弱等。对复杂的脉象进行简化，比如脉沉或者伏而有力为牢脉，无力细小则为弱脉，这样学习起来就比较简单了。

2. 脉率——迟数

脉的迟数所指的就是至数的多少。其包含的脉象由慢到快分别有：屋漏—迟—缓—数—疾—釜沸。其中缓脉为不快不慢一息四至的正常至数，如果不兼见脉形的改变，一般不是病脉。而各家所论述的主病的缓脉当和脉管紧张度松紧二纲的松脉相似，命名的混乱恰恰是造成学习脉诊困难的因素之一，因此我一般记录缓脉皆单一表示其至数，而对于因气血不足、外感内伤所造成的脉管松弛的脉象，我们当以松脉表示。

3. 脉宽——大小

所谓的大小指的是脉管在指下所反映的宽度。其中包括洪脉、大脉、小脉、细脉、微脉等。

4. 脉长——长短

长短指的是脉管在指下的长度。包含两个意思，一个是整体超过或不足寸关尺三部，一个就是我们在感知方位论中提到的单部位的长短。

5. 脉力——虚实

脉的虚实是指指下脉搏脉管内血液的充盈程度。脉管内血液充盈为实脉，若充盈度不足则为虚脉。其中由强到弱包括弹石—洪—实—缓—虚—弱—微。

6. 动势——洪微

脉的动势包括洪脉、微脉、散脉、钩脉、石脉、涩脉等脉象。动势指的是脉中气血的运动态势。由于其包括了一个运动变化的过程，所以对医者的虚静能力和形象思维能力要求最高，最能体现医者"看"脉的水平。洪、微，可以反映阳气是否充足活跃，如气热充盛则脉洪，阳气虚衰则脉微。阳气涣散则脉散，气血聚集则脉石。

7. 脉流——清浊

脉流指的是脉管内血液流动的状态。若血液中无杂质，则脉来清，相反则浊。其中包括清脉、滑脉、浊脉、涩脉等。

8. 脉律——促代

脉律比较简单就是脉的节律问题，包括促、结、代。

9. 脉管——松紧

脉管的紧张度，原来都以缓脉和紧脉作为标准，为了区别平脉的缓脉和至数的缓脉，我特别提出松脉，脉象并非我的杜撰，而是在对脉象研究后以阴阳对待为基础所提出的。后来我们整理《圆运动的古中医学》，发现彭子益先生也谈到了松脉和紧脉的对待运用，可见前辈们也是早有思考的。

掌握了以上脉象组成元素之后，在诊脉的过程中，按照由简单到复杂的次第，仔细体会脉中表现的各种元素，辨别寸关尺的不同，边摸边记录，这样就会得出一个准确的辨证、辨病结果。对于复杂的兼脉，多是由基本元素脉象所组成，如牢脉即是沉、大、实、弦的综合脉象，也就是说，脉象在脉位上处于沉部，在脉宽上属于大脉，在脉力上属于有力而内部充盈度较高，再加上其管壁紧张度较高，就可以定为牢脉。脉象看似复杂，其实完全可以一步一步地将其确定下来，因为它综合了沉、大、实、弦脉的特点，所以它所主的疾病自然是这几个脉象所体现的里证、实证、气病、血病的综合病证。再如濡脉即是浮、细、虚，而脉虚、细不浮而在沉部则为弱脉。再有平脉的缓脉即是脉率的缓、脉力的缓和脉管的缓，也就是说不浮不沉、不迟不数、不虚不实、不松不紧、不大不小、不长不短的"中道"之脉。明白了脉象的组成元素，第一步体会其是否浮沉，再体会其至数多少，然后看虚实、松紧等，如此一一记录下来，结合部位，根据其脉的综合结果，便可得出复杂的兼脉主病，这对于我们的客观辨证是很有意义的，也是很有效果的，这点我希望读者能仔细地加以应用。

脉象举例

以前我认为学习中医脉学就是以学脉象为主，随着学习与临证的时间增加，越来越感觉到脉象学仅是脉学研究的基础之一。离开了方法论就不能真正地诊断疾病。在这里我仍然要重申一下我的观点，就是必须熟练地掌握中医脉学的方法论，如脉学八论的内容，才能应用于临床，否则像有的人上来就讲二十八个脉如何如何，把六部及浮、中、沉等都给丢了，这不是离开肉体说灵魂吗？一个浮脉，部位不同，浮、中、沉的情况不同，主证、主病是不一样的。因此，我们本书的重中之重乃是脉学八论，而所谓的多少部脉象只是在熟悉方法论以后对于变化万千之象的一些列举罢了！今选取数种提纲脉象作为例子为大家简要地分析。

※ 浮

脉浮有两种情况，一是整体脉管浮起，重按则无有，实际上是芤脉，中虚，不能盲目发散。所谓"虚人外感建其中"的脉浮，就是这样一个脉象。还有一种情况就是浮取脉到达外部，重按脉依旧存在。在第二种情况下，有浮取脉无力重按有力、浮取有力重按无力和浮取有力重按亦有力这三种分类。脉轻按较重按无力，重按较有力这是内不虚，可以发散。轻按有力，重按无力这是内虚，要慎用发散。轻按有力，重按实大有力这是内实，可下可消，如有表证可选用如五积散、防风通圣散、升降散等。

无论何种情况，只要有"轻取即得"特征就说明气血有向外的运动态势，或由于内热鼓动，或由于外受邪气而正气外出抗邪，或由于时间、空间的变化，脉也随之变化，或由于正虚不能固敛。例如，散脉具有浮的特征，是由于正虚不能固敛，阳气浮越于外。再如，虚脉也是正虚，而脉浮于外。因此，仅就脉管的浮并不能确诊为何种疾病，而要看其是否有力，是否兼有其他脉象。对于后世将浮脉定位为表证、表病，这是错误的，中医传承几千年下来，好东西多得是，糟粕也多得是，没有眼力非学迷糊不可，所以有的人学着学着就觉得中医是骗人的，除了他自己悟性和能力不行外，也可能是被中医里面那些错误的东西所蒙蔽。

总之，浮脉并非仅仅主表，而是要通过有力无力、内外的盛衰来判断，不管何种原因，浮脉都是阳气浮张的脉象表现，治疗必须分清标本虚实，而鉴别的要点就是表里的虚实和浮脉的部位。

那么，浮脉主什么情况呢？凡是脉象主病都包括三个方面：单独脉象主病、兼有脉象主病、所在部位主病，也就是说如果要通过一个脉象判断它的主病，必须考虑脉象所在的部位、是否有其他兼脉出现。就拿浮脉举例来说，浮脉出现在六部，如果兼有紧脉就是伤寒，如果兼有弦而按之力减就是中虚，前者用麻黄汤，后者用建中汤；如果但浮无力，脉细或软，是血虚，用当归建中汤；如右关浮而无力或大软，这是胃气散失，用厚姜半甘参汤；如果右关上半部浮大，这是土湿木郁，多有脂肪肝，用金曲茯苓饮（叶氏茯苓饮加郁金红曲丹参荷叶）。久病则正气必伤，应为沉弱之脉，若忽然脉浮，则阳气暴散于外，是为阴阳离决，当为回光返照，只有渐渐而出，才是渐愈之象。

诸如此类，凡脉象必须结合脉学八论进行分析，才能确定脉象所反映的疾病情况。而我们现在的脉诊研究就是要通过脉学八论的指导，总结脉诊与方药的对应，做到凭脉知病，凭脉用药，脉证合参，四诊并重，这才是中医。

※ 沉

浮沉相对，人之层面，皮、膏、肉、筋、骨，恰应肺、心、脾、肝、肾。中则为脾，浮在中外，沉在中内。按之过肉乃有脉，此为沉脉。此处将沉脉如此定义，杜绝了前人之说"重手乃得"，而不知何为重手。沉脉法地，有渊泉在下之象，有郁郁在内之情。在卦为坎，在时为冬，在人为内，在脏为肾。《经》又有石脉、营脉，虽与其类，但我已讲明，石、营之脉重在聚敛封藏之象，不在沉之位，此由感知方位与天人同气二论所得，需要细细参详天地之气机变化，方能体悟。沉之太过，伏牢之象，如正气不虚只是收敛太过，则如弹石之脉，有力而强，可见于现代之高血压病，故而悟透高血压病见此一脉，恰要外解聚敛之情，而用发散之药，若能结合阴阳升降出入之论，则此病之此种情况可以治愈。平人沉脉，六阴之体，脉虽沉，而必有柔软舒缓均匀之象。何为六阴之体？十二经脉各有偏盛，人所秉不同，六阴之人秉六阴经而为先天，故脉来多沉。

临证按脉，必要明了浮取如何，中取如何，沉取如何，按之如何。故沉脉虽为整体之沉，但临床辨证，还需留意脉虽不沉，但沉取中之象如何。

沉脉所主，气机在内之象，或为气闭不出，或为气虚不能外达，如水饮、痰浊、瘀血等等皆可。暴怒之人，气升太过则出而散，神昏脉沉。素体阳气之虚，虽为外感，脉仍沉而不出，此衰之故。而沉脉若见于阳位，此阴乘阳位，是谓《伤寒论》阴阳相乘也。凡脉要知确主何病，必有兼脉相合。沉数有力，火热内郁之象。沉数无力，如西医所说之代偿性心动过速，由虚寒而致心阳不足，搏动无力，而代偿性增加搏动次数，此类之人，后多见结代之象出现。故不可一见数便是热，必须要知理而明一象二分论之精髓，常须识此，勿令误也。因此我们可以看到沉虽属里为阴，有阳虚阴盛，也有阳郁内伏，更有热极似阴，其要点就在于有力无力大小之别。如阳气衰弱，则阴盛生寒，脉沉而迟，按久衰小无力者，为虚、为寒、为厥逆、为洞泄、为少气而痼冷；如阳气郁伏，故脉沉，按之有力不衰者，为实、为水、为气、为停饮、为痃癖、为胁胀、为瘀积。

※ 迟

滑伯仁曰："脉有上、下、来、去、至、止，此六字为脉法之真诀。"至数之脉，有屋漏、迟、缓、数、疾、釜沸，此是由慢至快的顺序。《脉经》言："迟脉，一息三至，去来极慢。"后有人质疑，迟脉既然说的是至数，那三部当为数则同数，迟则同迟，何来一部独迟，一部独数等现象？而我们恰恰以感知方位论解开了谜团，脉学八论为解开脉学宝藏的钥匙，也是解开中医宝藏的钥匙，如能深入研究，仔细体悟，必然会有所收获。而除了感知方位的问题，我们还要注意，脉学研究的是象，而不可独独以至数来定迟脉，最重要的是"去来极慢"的象，因此我提出脉象研究的方法是要"归象"。

另外后世有的医家认为迟脉沉，这是错误的，迟脉未必沉。《伤寒论·少阴病脉证并治》："脉浮而迟，表热里寒，下利清谷者，四逆汤主之。"此便为浮迟之脉。《伤寒论》第50条："脉浮紧者，法当身疼痛，宜以汗解之。假令尺中迟者，不可发汗。何以知然？以荣气不足，血少故也。"此便为尺部独迟之脉。《金匮要略·胸痹心痛短气病脉证治》："胸痹之病，喘息咳唾，胸背痛，短气，寸口脉沉而迟，关上小紧数，瓜蒌薤白白酒汤主之。"此为迟数之脉同见也。那么究其原因，无非感知脉象的位置而已，解开疑惑，便在于对脉学八论的认识。

迟为阴脉，为气机不能通达之象，究其原因，不外乎动力（阳气）不足，或为阴邪（痰、瘀、湿、寒）所阻。若动力不足，脉必无力，如浮迟无力，为浮缓之甚，大多为表阳虚之证，桂枝之助阳已嫌力微，可在轻散表寒的基础上酌加附、桂、辛、芪之类；沉迟无力者，为元阳虚衰，可常见于心功能不全患者，此为相火衰，君火亦为不振。迟而有力者，为阳气虚而未至衰竭，加之阴邪闭郁于内。寒性收引，瘀血滞涩，湿邪濡缓，皆可令脉迟。另有一种迟脉，指下觉黏腻不爽，脉欠清透，是为阳虚寒痰。

※ 数

《脉说》："数脉为阳，医者一呼一吸，病人脉来六七至也。数为病进，为阴不胜阳，故脉来太过。数脉主热，浮数表热，沉数里热；有力实火，无力虚火；数实肺痈，数虚肺痿；细而数为阴虚劳热，数而洪实有力为疮疡，数而滑实为痰火。平人脉沉数，为气郁有火；瘦人见急数，为阴虚火盛也。然数脉亦有主寒者，若脉来浮数，大而无力，按之豁然而空，微细欲绝，此阴盛于下，逼阳于上，虚阳浮露于外，而作身热面赤戴阳，故脉数软大无力也。"丹溪云："脉数盛大，按之涩而外有热证，名中寒，乃寒流血脉，外证热而脉即数，亦此义也。"《脉象统类》："数为君相二火炎热之候，阴不胜阳，故脉来太过，小儿吉，肺病秋深皆忌。"以上皆是前人论述，我们目前的临床发现，数脉一定要注意鉴别，并不是数脉就是有热，总要以虚实来鉴别，虚人也多脉数，诸如重症之脉釜沸等皆是数脉之甚者，所以我说一象二分论非常重要，不可不重视。

《文魁脉学》中数脉的主病，一般说寸数主膈上热，多发咽喉肿痛等病，关数为中焦脾胃之热；尺部数多为下焦郁热，或属肝肾阴虚，虚阳上亢，或属发痈之先兆。李时珍认为："数脉主府，有力实火，无力虚火，浮数表热，沉数里热，气口数实为肺痈，数虚为肺痿。"

数脉即便是热，也须分清实热与虚热，热在某经某脏，是气分还是血分，再根据具体情况看兼脉兼症辨治处方。至于因虚而数者，如虚人动则心悸，或因年龄而数相火易动者，如小儿脉数，临证还需注意。

※ 大

《脉理求真》中大脉的表述"大则应指满溢，既大且长，按似少力"。大脉为阳，是指脉管宽度比正常人宽。那么正常人的脉有多宽呢？这就涉及中医量化的问题了，正常的脉宽也因性别、年龄、胖瘦的不同而不同，一般情况男性比女性脉宽，大人比小孩脉宽，胖人比瘦人脉宽，反此则为病。因此，脉宽是相对于同一个人来说，我们需要多诊脉才能知道指下人的脉宽是否是常态。大脉既可以作为一个单独的脉象，也可以作为一个脉象要素，如果脉象中只有脉宽大这一个脉素，其他方面不明显，我们就把脉叫大脉。但是脉是很复杂的，有的时候脉宽大只是脉的一个方面，也就是一个脉素，还有其他方面的脉素的叠加，如果脉宽，浮中沉按之均有力的话，古人就把这样一个复合的脉叫作实脉，如果脉比较宽，同时还有脉数这样两个脉素叠加，古人将之命名为洪脉。然而人们很容易把大脉、洪脉、实脉混淆，这几个脉都有脉宽大这样一个脉素，但着眼点不同，大脉重按似少力（并非真少力），洪脉着眼于脉的气势如洪水一般，着眼于脉势，实脉着眼于脉力，浮中沉均有力，与虚脉相反。

大脉和浮沉迟数一样，有虚实阴阳的不同，因此我们说只学脉象，不搞清楚脉象产生的原理，不懂得一象二分论，就如同进迷宫一般。《经》云"大则为进"，是指实大。仲景以大则为虚，是指的盛大少力。又有下利脉大者为未止，是又以积滞未尽而言，非大则为虚。这就是说虚实的判断标准一定是脉的有力无力，而不是脉管的宽窄。脉上部有力下部无力就是外实内虚，上部无力下部有力就是外虚内实，相应的治疗方法就出来了。亦有诸脉皆小，中有一部独大者；诸脉皆大，中有一部独小者，便需根据它在的部位诊断疾病的虚实。例如，产后脉宜弦小，最忌实大或芤大。因为产后出血，气血都虚，理应见脉小反而见实大脉，这就是脉不对证，我们就要考虑导致如此的原因，有气暴脱于外之险，如厥阴病下利脉大者虚也，以其强下之也。阴证反大发热，脉虚大无力，乃脉证之变，内证元气不足。发热脉大而虚，为脉证之常。虚劳脉大，为血虚气盛。《金匮要略》云："男子平人，脉大为劳。"此是中虚之劳，临床常见男子手背血管明显鼓起，按脉虚大弦长，这就是中虚虚劳。

※ 小

小脉中的一种情况是由于动脉系统中血容量少导致脉管狭小，形成的原因可以是血容量不足，相当于中医的血虚所致；也可以是心脏排血量的减少，相当于中医的气虚所致；还有一种情况就是动脉弹性降低，血管壁的紧张度增高，外周阻力增加，血管硬化，动脉管腔缩小。前两种情况和第三种很容易鉴别，主要摸脉管壁的硬度即可，前两种小脉的脉管软，第三种小脉的脉管硬，治疗脉象虚小的以温补为主，脉象弦小或者紧小的以温散为主。

《脉决阐微》："小者气衰，小脉言脉小而不能大也，气不充故耳。"小脉在阳为阳不足，在阴为阴不足，前大后小则头痛目眩，前小后大则胸满气短。乍大乍小曰邪祟。诸部小而急，瘕疝也。小脉虽为阴脉主元气不足，若小而按之不衰，久按有力，又为实热固结之象。故小脉主气虚亦主内实。若无病之人两手三部皆小，往来上下皆从，此禀质之弱，不在病例。若一部独小，一手独小，口病，在阳为气不足，在阴为血不足。凡病后见小弱，正气虽虚，邪气亦减少，故为疾病向愈。温病大热，而脉反细小，手足逆者死。乳子而病热，脉弦小，手足温则生，寒则死。从以上论述我们可以清晰地看到这样的思路，脉象的浮沉大小，乃至于长短等，无非是气血的运动状态而已，比如浮则为向外，沉则为向内，大则为散，小则为聚，长则为上，短则为下等，脉为气血之先，正如我在前言里所说：如果你知道其中的要点，百千万变无非气血而已。

※ 长短

我们在前面说过，长、短脉就是气血运动的上下。过去我在学习的时候，有人讲长脉就是上边出寸，或者下边出尺，我认为这样解释长短脉是不准确的。如果这样解释，那么关部就不可能有长脉，而相反寸尺部就不应有短脉。究竟问题出在哪里呢？问题就出在过去没有建立感知方位论的指导思想，长脉、短脉同样可以出现在六部，而上鱼际和下尺中也并非是长短脉所主的疾病，以后我们再讲。那么长脉多是气有余的表现，或正气，或邪气，有余也是相对的，比如某处郁滞，气郁而有余。短脉多是气不足的表现，也是相对的，比如某处郁滞，气血不达，则脉短。我们不难看出，如果仅仅落进脉象的穴窠，难免歧路亡羊，难以抓住重点。至于脉象主病，我在这里就不赘述了，各个医书上多得是，大家自己参考就是。其余脉象，当遵循眼中无脉象，而心中亦无脉象，眼中只有气血，心中只有阴阳，眼中只有变化，心中只有运动，要活在脉理中，莫死于脉象下。

指力诊断与《难经》菽重的意义

在这里我们首先要说一下《难经》的垂直位五分法，《难经》："五难曰：脉有轻重，何谓也？然：初持脉，如三菽之重，与皮毛相得者，肺部也，如六菽之重，与血脉相得者，心部也，如九菽之重，与肌肉相得者，脾部也，如十二菽之重，与筋平者，肝部也，按之至骨，举指来疾者，肾部也。故曰轻重也。"我在五分法的基础上加了一个分部外部（如图 8）。

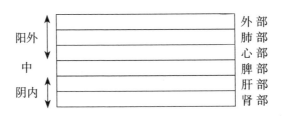

图8　垂直面六分法

正常情况下，外部应该不能感知到脉，当脉超过肺部到达外部便是浮脉。这里需要注意的是，三菽才是正常情况下的肺部，三菽以上便是外部，而从十二菽以下一直到骨都是肾部。同时，寸、关、尺正常情况下需要的指力会有一个阶梯形的下降，正常的差异不超过一菽，也就是说寸部三菽，关部四菽，尺部五菽为正常。菽的定量不是绝对的，根据人的体质不同而存在差别。

从指力论高血压初级脉象

以前我对高血压的脉诊方法仅仅有一个模糊的思路，在跟师王老师以后，发现他采用"硬脉"来确定高血压很准确，这突破了高血压不能通过脉诊测得的局限。那什么是硬脉呢？按照王师的讲法是："脉如按在硬变的塑料管上，隐隐挺指，其脉管硬度显然高于常人。"这种硬脉所体现的是脉管的舒张性，可以在动脉硬化等人群身上普遍体会到。但是如果仅从硬脉入手体会血压，和跟师期间对于血压的体会还是有所不同的，后来我通过对大量患者的脉诊分析，有一天忽然得出一个灵感，何不用逆向思维的方法，将事情颠倒过来思考呢？高血压实际上就是血压升高，那么升高的血压和正常的血压对指压的反作用力必然不同，在标准指压力度下体会脉管对手指的反作用力这就是收缩压，也就是心脏泵出血液后的压力。

这种反作用力对手指形成上举的态势，根据上举的动作，我将它命名为"举脉"，简而言之就是脉对手指上举力度的强弱即是此人收缩压的高低。那么取举脉的手法是什么呢？我通过临床数百人的摸索，发现手法要以总按为主，采取王氏脉诊方法的标准脉力最强点，通过在脉力最强点血管对手指的反作用力测知血压收缩压的高低。

在确定了收缩压的脉诊方法以后，我反复地思考如何脉诊舒张压呢？最终还是逆向思维方法解决了问题。舒张压是心脏舒张时，动脉血管弹性回缩时产生的压力，也就是说影响舒张压的主要因素有两个：一个是动脉血管本身的弹性，另一个是舒张期末主动脉中剩余血量的多少。但是不管是动脉血管本身的问题还是主动脉中存留血量的问题，都会对血管壁形成一定的压力，这就造成了血管壁的紧张性增强，而在脉象上也就是王师所说的"硬脉"。

综合起来，"举脉测定收缩压，硬脉测定舒张压"的方法基本可以普遍适用，当然在更大量的临床案例验证后也不能排除特殊情况。如果大家对此有所感悟或心得，希望可以分享，供他人了解与继续研究。

中医治疗疾病的关键在于圆机活法，任何死板的套路都有可能使得我们的思维被拘禁，仲景所说"观其脉证，知犯何逆，随证治之"是千古不变的大法，在高血压的治疗方面更是如此。由于高血压形成原因不同，所反应的脉和证不同，我们在总按和单按中采集信息并进行综合分析以后才能精确地治疗，做到有的放矢。在治疗疾病上，没有固定的方法，只有使用固定方法的人。现在大众的情况，普遍存在生活节奏过快、精神紧张、压力过大、饮食不节、劳累过度、睡眠不足等，如高血压在证型方面有气虚、血瘀、气滞、精亏、痰湿、阴亏、血虚、肝火等不同，在单按总按的过程中细致地体会不同的脉象，确定病因病机，"祛其壅塞，展布气机，调其不足，平其有余"是治疗此病的主要指导思路。

例如，王某，女，42岁，脉浮数举硬，两寸尤甚，关尺浮下，右关尺滑实，血压150/90mmHg，舌红苔黄厚。症见头晕目赤，便秘，皮肤瘙痒。患者既往无高血压史。脉浮数是表有风热，两寸甚为上焦，右关尺滑实是中下焦的积滞。予升降散3剂，诸症得解。

达用篇

二〇一〇年·北京中医药大学脉法讲座

※ 古中医脉法杂谈第一讲

各位同学大家好，很荣幸参加北京中医药大学的脉学讲座。北京中医药大学在中医界是一座教学水平很高的学府，今天有机会和大家一起学习中医的脉诊，我感到非常高兴。希望我们能建立一个很好的关系，能够把中医的脉法和思维方式学好。

学医也好，学脉也好，主要还是拿来看病的，所以说我们更重要的是通过脉学的学习来学会怎么去看病，怎么去更好、更快地把患者的病治好，这是最终的目的。上学期间，中医诊断学大家基本都学得挺好，那么怎么能够真正地学会脉诊？通过脉诊得知患者的身体状况，并且开出有效的方子，这才是最重要的。大部分人有个感受，学完诊断学之后，反而对脉象感觉很模糊，患者就诊摸脉后，感觉又像滑脉，又像洪脉，还像大脉，但指下的具体脉象，自己不能清楚辨证。我仔细思考问题，一个很主要的原因就是在学习二十八部脉的时候，我们没有亲手去摸。如果说这里有一位患者，今天我摸了之后告诉你，这是个滑脉，那印象要比我给你讲几千遍滑脉的表现要好得多。但是大家不可能时时面对患者，怎么解决问题呢？我经过反复的思考，同时在生活中观察，建立了一个二十八部脉在生活中的模型，叫脉象模型。患者不可能一年四季都让你去诊脉，大部分都是有病的时候才找我们，所以说对基本生理病理性的脉象的了解就要从模型开始。它给我们学习脉诊提供了一个直观的练习方法，杜绝了我们原来认为学习中医脉学都是心中了了，指下难明。这样学过以后，大家对脉的感觉是直观的，之后为患者进行脉诊，与我们摸某个模型的感觉基本一样，便可确定脉象。很多学校都有脉象仪，我曾经多次试过，它和患者脉象的感觉还是不太一样，实际上古人对脉象给了我们形象的比喻，如浮脉，如木浮于水中，是对浮脉浮起的一个刻画，水面上浮了一个圆圆的木头，木头浮起来的象在脉象上就是浮脉。

但是你不能单纯地去感觉木头，如果说一盆水，里面搁一个木棍，你直接去摸的时候，那感觉不是浮脉，那是一个硬脉，当你下压的时候，浮力自然会给你一个反作用力，反作用力给手的感觉是一个举脉，那么上举的力量可以反映高血压的情况，这些我参悟了很长的时间，原来在网上也有很多人争论，就说血压摸不出来，我说不可能摸不出来，只要有的东西，就绝对能摸得出来，只是我们没有找到方法。另外，有血压计我们为什么还要通过脉诊来知道患者的血压？有的时候你在车上，你周边可能有人感觉不舒适，我们平时不会在口袋里面装着一个血压计的，有突发情况怎么办？摸一摸这人的脉，原来是血压太高了，你有针的话，扎一针，没针的话，告诉他吃个降压药，实在没药给他按一按，这样也能降下去。但是如果不会脉诊，摸不出人血压的情况，你只能说借助血压计，没有的时候你就不会看病，就会变成什么呢？离开了仪器，离开了设备，医生就如同盲人摸象，那和我们期待要做的医生是不一样的。

举脉的模型可以自行制作：弄一盆水，放一块木头，去压木头的时候，它对手指有个反作用力，反作用力的大小，实际上和我们给患者脉诊的时候患者的血压的高低是一致的。但实际操作会发现，我们用一个手指头按压的时候，血液会往旁边走。后来我就去体会，应该是以什么方式去摸血压？那就是用三个手指头，平均、水平地下压，压到力量最强的地方，这时对手指上举的力量就是高压点，也就是收缩压。而轻取摸血管的硬度，可以体会到舒张压。模型建议大家多做几个，有的水面要大一些，有的水要深一些，有的木头要细一些，有的木头要粗一些，这样压力就不同了，以同样的力去下压的时候，它对手指的浮力，对手指的抵抗力是不一样的，经过一段时间的训练，技能就练出来了。

其实学习脉诊不难，用脉去开药也不难，关键是如何掌握，如何提纲挈领地学习脉法。这期系列讲座，我们就聊聊脉诊的学习，主要分享以下内容：第一讲，我们会分享古中医脉法杂谈，讲一些我的心得体会，以及我研究脉学的过程；第二讲说说古中医脉学八论；第三讲、第四讲，分享传统的二十八部脉象，在讲脉象以前，会给大家讲一讲脉学的研究方法、持脉的手法；最后会讲脉诊如何运用，摸到患者的脉之后怎么去开药。

今天先讲讲我是怎么研究脉法的。我在一开始，自己临床、开诊所，患者来了以后，大部分人都会说，你是中医，那给我把把脉吧。当时学校毕业以后，说实在的，也不会脉诊，一摸脉，感觉患者又像心阴虚，又像肝阴虚，又像脾虚，都很像，这时候开药很麻烦，大部分是治不好，自己就纳闷：这中医学完了以后，按照书上的东西不会开药，看病基本上看不好。书上讲得非常清楚，心气虚是什么表现，然后到患者身上他就不这样了。你说他心气虚，他还好像是心血虚，你说他心血虚吧，他好像还是肺气虚，还好像是肾阴虚。反正他什么症状都有，符合哪个辨证的症状他都有，你给他看，你说开哪个方子？按书上开药，基本上这些方子都得开。过程很痛苦，我说怎么办呀，自己先摸脉吧，反正患者来了以后都让你摸脉。所以临床过程中就摸、就练习。练习了一段时间以后只能告诉人家："哦，你可能心脏不好。"但是怎么不好，不知道。再摸，说："可能你肾虚。"反正"肾虚"词现在基本上经常用，很多医生都会用，不管什么病来了都肾虚。后来再告诉人家："你可能胃不好。"用这种可能的语气去试探患者。有的呢，确实就胃不好，说："是呀医生，我这胃呀，经常痛，然后吃东西吃多了以后受不了，尤其是吃点凉的就容易腹泻。"在过程中反复去摸、去体会，什么样的脉是腹泻，什么样的脉是大便干燥、是便秘，慢慢地就有了点心得，但是不会开药。后来又去拜师，再逐步练习，慢慢地通过学习再去体会，就得到了更多的认识。这时候就能告诉患者，你是头痛、偏头痛，剧烈头痛，像针扎一样，有的头痛比较奇怪，有明显的时间性，上午或是晚上厉害，这时候就有所区别了。所以脉学，我感觉不应该太着急，要循序渐进，慢慢去深入，我自己在临床上摸索，也有这么一个过程。

我们再说说脏腑定位的问题。脉有左右，分寸关尺，但存在有争议的地方，有的说右寸是肺与大肠，有的说大肠在右尺，那么大肠到底在哪呢？一开始我认为大便干燥、直肠癌、结肠癌都在右尺，后来推倒了认识，把认识否定了一部分。全面地认识定位问题，我们会发现右尺是诊断病位，古代说右寸主肺与大肠也是有道理的。有时候摸到患者没有外感的情况下右寸脉浮或者浮涩，就问患者，你肺有没有什么问题？他说没有。没有的话怎么会出现右寸脉浮涩？再回去问呢，患者大便有问题。后来我发现一个关键性的问题——人体生病的情况下，形和气不是在一个层面上的。形、气是两个层面，右寸主大肠实际上是大肠的气机，尺脉主大肠是大肠之形。所以脉学八论里有一论——形气论。我在某本书上看过一个案例，说一位很年轻的中医医生，他给别人摸脉，摸出那人胃里长了一个痈肿，并且能摸出痈肿的大小。他怎么能摸出来？我仔细思索，发现胃里面痈实际上是形的层面，而他得胃痈的原因，是气的层面。所以说当形体出现疾病的时候，疾病的表现是形上的问题，而得病的原因和气有关系，那么我们中医去调整人体的气机，治的是气，通过气来调形，就可以治疗疾病。

学习脉法要立足于脉，可是脉究竟是什么？我提出了一个理论：若论脉的本质，不过是气血而已。脉就是气血，若再深究，实际上就是一个气，气和血之间的关系，就是阴与阳统一的气，现在中医基础理论上也叫作元气学说、气一元论。学习脉学的过程当中，我们要先学会把握整体，然后再去看部分。现在我们学习脉诊，对能摸出什么病很感兴趣，但是一定要在整体把握脉法的情况下去练习。摸脉首先要判断人的个体差异，有一些人的脉是很细很细的，然而什么病也没有，有一些人的脉是很盛很盛的，也是什么病都没有，他本身的气不同，他的脉就不同。这种情况下，再依据原来的脉判断疾病就不准确了。

《灵枢·阴阳二十五人》中详细介绍了人的体质分类，二十五种人再去交叉，再去细分，有很多不同。排除人体质的干扰，是我们看病开药首先要注意的问题。然后要注意升降出入，滑伯仁说"上下来去至止"，我一开始看这六个字呢，不太清楚是什么意思，什么叫上下？什么叫来去？什么叫至止？后来发现很有意思，脉有水平面上的寸、关、尺，同时有垂直面上的浮、中、沉。这两个过程交叉起来，那么在脉里面就会形成一个三维的东西。一开始在垂直面我用的是三层，浮、中、沉，三层这样分下来以后就是九个。后来在网上我偶尔看到浙江有一种民间秘传的脉法，叫九宫脉，说摸哪个部分有什么病摸得非常准。九宫实际上就是一个立体的，就像是玩具魔方，这样就可以定具体的一个位。

举一个例子，现在坐骨神经痛的患者非常多，一开始我去摸脉呢，主要是按照《难经》上的，三菽是肺，六菽是心，九菽是脾，十二菽是肝，十五菽是肾。按《难经》的说法去摸，既然肺主的是皮毛，那么外感它就在浮部，下面是心，心主血脉，然后是脾，脾主肌肉，然后是肝，肝主筋，最下面是肾，肾主骨。这是垂直方向上的肾主骨，水平方向上还有一个肾，就是尺脉，它也主骨。将洛书的九宫安置在尺脉上，那么右侧坐骨神经痛的话就在右尺 5、3、8

宫里有异常。有一位患者，有段时间他在外地工作，后来有个医生摸脉告诉他："你腰椎第三节长了一个两毫米的骨刺。"最后证明，真的长了一个两毫米的骨刺。我说医生太牛了，他不仅仅知道你长了骨刺，还知道是两毫米。然后我就想，我也得会，这么厉害的水平我一定要学会。然后自己去摸、去体会，就发现东西其实可以练，椎骨骨质增生患者的脉在 1、5、9 宫有异常，腰的定位地方，如果这里面出现了比小米粒还要小，并且很硬的感觉，相当于一个微缩了的涩脉，那我们就能判断为骨质增生，这实际上是骨质增生对周围组织压迫，形成的水肿、瘀血，从而在脉上形成了一个反映。

　　我们再说说椎间盘突出。椎间盘的力度相对要小一些，它的脉就会软一些。既然是软的，它肯定有个虚证，骨质增生一般是个实证。现在治疗椎间盘突出，绝大部分都是通过手术，都是找西医的。古代的中医有外科，也有骨科，中医也做手术，最著名的是华佗给曹操看病，但是这些现在中医都不做了。所以我们应该刻苦学习，恢复中医的本来面貌。另外，椎间盘突出后去做手术，最后的结局是什么呢？我问过医院骨科及民间正骨的朋友，他们说很好，做完以后就很舒服，我说那是不是就好了呢？他们说复发是在所难免的，再来嘛，接着治。问题就出来了，椎间盘既然回去了，还会出来，最根本原因在于管不住。椎间盘突出肯定不是自身出来的，是其他原因导致的。

自然界当中，水周围必须要有堤坝，没有堤坝水就会泛滥。在人体而言，这就是脾的作用，并且堤坝上要植树，不植树土保留不住，所以，在人体，还和肝有关。实际上我们学习中医，研究中医，要多去看一些自然现象，就会发现规律，处处留心皆学问。椎间盘突出和骨质增生的治疗，我就是通过看河堤，得出治疗方法的。脊柱旁边是筋膜、肌肉，肌肉和筋膜异常是导致椎间盘突出的最主要的原因，也就是说脾和肝是理解肾问题的最主要方面。

我们再看看与腰椎相关的颈椎的问题。《黄帝内经》上说"病在肝，俞在颈项"，很多人，尤其是老太太，生完气之后脸红脖子粗，头也痛，我们还经常听到有人一晃头，咯吱咯吱的响，那是因为骨骼里面的液体减少而导致的。液体实际上是人体中的润滑油，就是肾里面的津液。颈椎病与肾、脾、肝均有关，中医里面又说颈项强痛和太阳经、阳明经有关系，那么怎么治？我碰到过一位患者，严重的失眠，一夜不能睡觉，腹泻，心慌气短，不能走路，去医院里检查，二至七节颈椎全部突出增生加狭窄，医院建议他手术治疗，因为有很多人下不来手术台，他不敢尝试，就找我开药。给他摸脉，寸脉弱，重按没力度，尺脉沉下去，肯定精不足。道家讲究补精还脑，讲究炼精还脑，把精还到脑中去。尺脉沉下去是因为肾精不足，肾精不足还不了脑，就导致脑这个地方出现问题，感觉很不舒服、很空，记忆力下降，这实际上就是肾精亏损引起的。而脑部弱的话，还有形的问题，就是人体的头和颈椎有恙，这种情况下用人参归脾汤合上右归丸。右归丸中附子的量很小很小，有时候还不用，如果睡眠没问题，可以把安神的药物去掉。一般颈椎压迫以后，很多人睡眠要么多梦，要么失眠，第二天精神不好，所以说，人参归脾汤用到的概率很大。如果整体脉沉紧或者沉弦，那么说明是三阴的情况，这时候附子量就要大一些。

《伤寒论》有葛根汤、桂枝加葛根汤，那么颈椎病可以用吗？什么情况下用？有时候我们按照经方给人家开了不管用，这实际上是因为我们对脉象不知道，归根结底是我们对患者现在的身体状况、病因病机不清楚。如果右侧的脉是弦或者紧，就是我们说的颈项强痛，这时候就要用到葛根汤或桂枝加葛根汤。患者很虚的情况下，一般不适合发散太过，就把麻黄换成羌活。如果脉粗一些，就用葛根汤。如果整体的脉很粗，但边上的脉很细，这时候会出现头痛，脉象实际上是颈椎压迫了血管，造成了血流的快速增强，做脑 B 超显示血流增快，会出现头痛，这种情况下，如果脉数的话呢，就是小柴胡汤。这是整个的颈椎治疗的思路。给患者开了大剂的人参归脾汤合上右归丸，然后加一个葛根汤，服用六剂后，他就没事了，就能下地干活，最后剩下颈椎一个小指头尖大小的地方痛，用针扎一下就好了。

现在治疗颈椎，很多人考虑用川乌、草乌这些东西，我不太同意，这些药太辛燥了，会造成津液被伤，本身骨骼之间的润滑油缺少，用太辛燥、燥烈的药物，反而不容易痊愈。有很多人这样治疗以后不痛了，但过了一段时间又痛了，实际上就是对病机的把握不清楚。治病主要的思路，只要是寸弱尺沉，就用人参归脾汤合上右归丸，附子的使用看情况，脉沉紧就大些，脉不沉紧就小些或者不用，基本上效果都很好。通过病案，我们可以体会到脉与人体的对应，人体的病在上面，脉也在上面，病在下面，脉也在下面，这就是上下。只要知道"上下来去至止"六个字，基本上脉就都会了。

我们讲了上下，那么来去是怎样的一个分布？有一个脉象叫作如涛拍拍然，也叫钩脉，也叫洪脉，这就是一来一去。来是从最下边上来，去是从上面下去。所以洪脉不是说脉"当"一下上来了，我感觉用钩脉比用洪脉更确切。我们再来看个病案，有一个高热不退的小朋友，脉象是浮下而弦，然后略有钩脉，在《伤寒论》上是三阳合病，当时问他，你口渴不渴，他说渴，我说你大便干不干，他说干，我说嘴里苦不苦，他说苦，头略痛。综合分析，又发热不退，又口苦，又咽干，又大便干燥，肯定就是三阳合病，脉就是三阳合并，就给他开了小柴胡汤加石膏。

临床上给人摸脉，除了要注意寸、关、尺之间的关系以外，还要注意有一个来去的过程，来去的过程如果不注意，很多脉象就弄不清楚，而且过程当中手法和力度是很关键的问题。那么药量怎么去确定？我还是举例子，小朋友的脉浮按上去弦，同时轻轻地有点钩，钩的程度决定了用石膏的量，弦的程度决定用小柴胡的量。中医不传之秘在于量，以最好和最佳的方剂、最快的速度治好一个病，我感觉最关键在于药量的决定上。

脉的来去有很重要的作用，通过来去，我们看一个外感的传变过程，一开始脉浮出来，随着日子加深，浮脉会往下走，然后走到中层以上一部分，这一块都是外感过程，大约能诊断一个月以内的外感病情，在这个过程当中，实际上浮下以后它都会传变，有的会变好，有的会严重。中医治中风证，很多情况下用风药，比如续命汤、侯氏黑散。风药可以治疗中风，就是因为当人体反复出现外感，并且传下去，不断沉积的话，正气会反复去抵抗，又无法将邪气排出，时间久了，就出现了中风。所以治疗上给它发出来，发出来以后中风就能好。中风用发汗法的机制就是在脉里面研究出来的。上学时候说，解表药是解表的，攻里药就是攻里的，平肝息风药就是平肝息风的，还真不是那样，有时候治病不那么简单，有时候又很简单，关键在于有没有真正地学会治疗机制。火郁则发之，是因为火还没有进入真阴之中。在脉上中间线是中层，如果脉没有过了中层，就不需要去攻里，这都需要往外发。

《伤寒论》上有一条很有争议，服了桂枝汤以后脉洪大还用桂枝汤，我的理解是服了桂枝汤以后脉洪大，脉不是实的洪大，是一个虚的洪大。再者说，男子脉大为劳，极虚亦为劳，脉大可以为劳证，洪大可以是服了桂枝汤以后，发汗了出现的虚性的洪大。对脉象的掌握，还是要去辨别它的本质。学习脉诊，明理是第一的，要明白道理，如果说我们不知道形成脉象的原因，就不能知道它的病因病机，也就开不出药。浮脉为什么会出现呢？在伤寒的情况下为什么会出现浮紧？在中风的情况下为什么会出现浮缓呢？所以凡是问为什么的时候，就要弄清原因。如果我们不问，就是去死记，伤寒就是脉浮紧，中风就是脉浮缓，像我们记方剂一样，某方治某病，我相信不是超级计算机绝对背不过来，而药才多少？药就那么多，常用的一百多味，最关键的是用药的机制。脉诊的学习，明白出现这种脉象的机制是最重要的，如果要明白脉象的脉理，首先是要明白人的生理和病理，所以说，学习古中医脉法就要学习古中医的生理和病理，要知道古人是如何认识人体的，是如何认识药性的。

学习中医，一开始的时候需要一点感性，但最终要回归理性。有些医生不知道本草，也没有背过，反正知道草药能治病，开方也不知道方的机制，也能治病，他就感觉方子就能把病治好了，这就是感性。我们学习中医、学习脉诊，一开始可能很模糊，经过一段时间的认识，从感性变为理性的时候，就会对其进行一种提炼，就会明白它的道理，当我们理性思考的时候，治病水平才能稳定。患者的脉浮下而弦数是太阳病传到少阳，这时候考虑小柴胡汤。如果浮脉重一些，表证大一些，柴胡大一些，因为火郁则发之，要往外走的时候柴胡要多一些，如果只有一点点数，黄芩的量可以少一些。

方剂的量，日本的汉方学家对于方剂尤其是经方的比例是不变的，在中国也有很多人认为《伤寒论》里的方剂的量和比例都是不能改变的，而我从实际当中看，这些方剂的量都可以改变的，关键在于脉不一样。浮下而弦数，数脉特别急速的话，只用黄芩就不行，还得要加石膏，如果这里面再出现钩脉的话，就得将石膏加重，再出现滑实的话，那说明已经是阳明腑实证，这时候轻的加点大黄就行，重的话就得用大承气了。经方就是经，而里面必然有纬，那么纬是什么？张仲景说："若能寻余所集，思过半矣。"张仲景告诉我们，你就按照我的思路走，发现规律以后确实能思过半矣，但我们就死板地认为张仲景的方剂不能改，那就真没去寻张仲景所思，也没根据人家的思路去推导。

对于摸脉而言，指法很重要，但指法不是说布指。如迟脉，有时候寸迟，有时候尺迟，可是书上说心跳是至数嘛，为什么会单独地出现一部脉迟？它的标准是什么？生理状态下，寸、关、尺是有个过程的，即梯形，寸脉比关尺脉要高一些，这是一个人正常的生理。如果现在不是这样了，出现了尺脉比正常还要低，寸和关都会有感知，尺脉偶尔会来几下，那就是尺脉迟，这是因为肾气接续不了，不能每一次都上来。这样思考脉法的过程当中，就解决了《伤寒论》里的一个疑问——"阳浮而阴弱，阳浮者热自发，阴弱者，汗自出"。阳浮而阴弱，有人说是浮取为阳，沉取为阴，有人说是寸为阳，尺为阴，实际上这两种情况都可以。水平面之尺脉为肾，垂直面之沉取也还是肾，都说明内虚，内虚之人不可大发汗，故用桂枝汤。如果脉浮紧了，用麻黄汤的时候也要小心一点，要看他里面能接受多大程度。如果脉象外面很浮紧，底下空了，这绝对不可发汗，如果里面力量足，麻黄的量可以用大一些。如果轻取力量很小，重按里面力量很大，这就是里实证，是五积散证。

下面接着说说学习脉法的一些规律和方法。学习脉法，怎么去研究呢？首先要"晰类"，也就是把具有相同特性的几个脉象放在一起。

接着要"别殊"，就是研究同类脉象的不同特性。如浮脉和濡脉，都是有浮象的，是同一类的。它们的区别在于，浮脉的"浮象"是指其部位，而濡脉是言其力度。只有一个部位上的改变，就是浮脉，没有力度上的无力或者软的感觉，那就不是濡脉，如果有就是濡脉。晰类很重要，是我们研究脉象的一个很好的方法，把具有相同特性的脉象进行比较，然后找到它们的不同点，从同中求异，这样就对它们有一个区别。再如弦脉和紧脉怎么去区别呢？《伤寒论》里面有六个残贼脉，能为诸脉所病，弦、紧都在其中，但弦脉比紧脉要柔软一些，紧脉要比弦脉更弦。关于弦、紧脉各主病，老师教的是弦脉主肝气郁滞，可是临床实践不完全一致，水饮、风寒、痰实、气滞、血瘀等都可以出现弦脉。弦脉，残贼脉嘛，能为诸脉所病。紧脉是不是都是伤寒表证呢？不是。有一些很瘦的人脉很浮紧，那是什么情况呢？我们要重按一按，看里边是不是弱些。我摸了一些很瘦的患者的右关脉时，发现右关脉浮取是紧，在中取的时候里面滑实，这实际上是酒客病。平时他常饮酒，整个的胃气被发散到外边，酒后汗出当风，时间长了以后，他的脉出现一个外层的浮紧，而身体里边有湿和食的积滞，脉上中取就会有滑实。所以，明理是很重要，如果你不明白道理，只知道浮紧是伤寒的话，给他发汗就不对了。

然后再"定名"。不定名的话，我们只能形容脉：按下去好像软一些，又好像收涩一些，很多初学者都是这样去形容脉象的。我说你摸到的脉象究竟是什么？不知道，反正感觉就是那样。汉字有特殊的含义，一个汉字能表达很深的意思，而定名后，就可以代表这种脉的所有含义。我们要和古人去契合，定名之后就能知道我们手底下脉象是什么情况，产生的机制是什么。

定完名以后，下一步就要知道患者的症状体征、辨证分析，也就是"测证"。如数脉，如果是左寸脉数一般就是口舌疮，右寸脉就是咽喉痛，"寸数咽痛口舌疮，吐红咳嗽肺生疡"。数脉就是脉跳次数的增加，那么怎么会出现单部脉数呢？这就涉及手法的问题。当我们在中取的时候，寸上的力量增强，明显地感觉比其他地方数，实际上至数是一样的，但是它因为力量的增强，它对手的冲力增加，这种情况下如果在左寸上，就主口腔溃疡，如果右寸，就是咽喉痛。手法很重要，手法是我们摸脉的时候非常非常重要的一个环节。

研究脉法，"测证"之后就是开方治疗，也就是"昭治"，明白怎么治疗。学习脉法到这一步就结束了吗？肯定不是。那么还有什么用呢？

再下边就是"观应"，观看药用上去以后患者的身体有什么样的反应，是恢复了？还是加重了？就要看治疗有没有效。治疗手段方面，用药可以，用针也可以。凡用针，必先诊脉，诊完脉以后扎针，然后再诊脉。扎足三里，先摸摸胃脉，扎了足三里后胃脉改变了，强了或者是正常了，说明足三里找对了。假如患者的右寸脉是沉的，肺气不足，选中府、云门或者其他穴位，扎完以后肺脉改变了，不沉了，有劲了，说明穴位选对了，如果说没有改变，穴位选的就有问题，这就是说观应。

最后是"洞生死"，通过摸脉，能够知道患者的生死。现代社会，医疗风险特别大，如果对患者没有一个预先的判断，在治疗过程中就可能会有很多意外发生。如果说患者左寸脉很涩，你不知道心肌梗死，扎一针，患者去世了，你怎么解释问题？如果说患者快中风了，你给人吃药了，吃了五副以后，他瘫到床上起不来了，怎么办？如果说你通过脉能知生死，你就知道我能不能治，他人已经病重到什么程度了，你一定要告诉患者或是家属，扁鹊通过望色可以知生死，对我们来说，起码能保证自己的安全系数大一些。

学习中医要明理，第一要知道人体的生理和病理，按照古中医学对天人一体的认知，观察天人的运动规律。如果不知道中医的机制，就不会知道为什么会出现脉。因为脉是中医的，所以知道人体的生理和病理，一定要按照古中医或古代先人对中医的认识、对宇宙和人的认识的方式去认识生理和病理。如肾炎、肾小球肾炎、IgA 肾病，古人不是这样的，古人讲风水、皮水、石水、正水等，有的医生说病在血分，古人是这样认识的，我们得按照古代中医对人体的认识去认识生理和病理。

第二要知道脉象形成的原理。《伤寒论》上讲太阳伤寒脉浮紧，紧脉是什么呢？人体正常都会出汗的，但是现在外受风寒，风寒拘紧，把汗毛孔闭住了，正常的水液出不来，皮下的血管都充水了，这时候自然就紧张了，所以就出现一个紧脉，这是对紧脉脉象形成原理的一个认识。说到这儿我就想到太阳中风的脉浮缓，缓脉有好几个意思，一个是至数上的缓脉，因为至数上的脉有迟、数就够了，那么缓脉就不要管它至数了，还有一种情况，平人的脉也是缓脉，也就是不大不小、不沉不浮、不松不紧、不快不慢，另外还有太阳中风的脉也叫缓脉。这几种情况很容易混淆，这本书上说的缓脉是正常的人，那本书上说缓脉是有病的人，让我们学的时候糊里糊涂的，弄不清他是想说正常人还是想说有病的人。既然太阳伤寒是脉浮紧，我就想太阳中风脉浮缓就改一改，用浮松，就是实际上缓脉是汗出来了以后血管松软，摸起来浮而软，不紧张。知道脉象形成的原理是认识脉象和决定开药治疗的前提。

接下来要知道药理和针灸的机制。认识药理要按照古中医对药的认识去研究，看书还是看《神农本草经》，首先从气、味上认识这味药，先不要管归经了。生理、病理、药理、脉理是我们最需要明白的道理。

下面给大家举几个脉象的模型。第一个是浊脉的模型。浊脉主要是诊断一个人的血脂情况。临床上可以用来区别引起高血压的原因，人的高血压是颈椎引起的？还是动脉硬化引起的？还是肾性的？脉象可以用到。浊脉的模型是取植物油或猪油，猪油的话把它化成液体，然后用酒精稀释，稀释的程度自由把握，一开始练习的话，油多一些，酒精少一些，然后逐渐增加酒精，减少油，这样对浊脉的把握越来越细，有一点点浊脉就能摸到。临床上患者有浊脉，需提醒他血脂增高，有时虽然化验正常，但他再多吃一段时间，血脂就很高了，化验结果正常的血脂也能导致中风，不要认为化验值是正常的就不会得动脉硬化，不得心肌梗死，不得冠心病，实际上血液里面的油多了，脂肪多了，自然就会出现这些情况，化验正常只是在一个线上，并不能代表实际血液里面多还是少，浊脉对于治未病是很有意义的。我们自己摸的时候可以准备两个，一个是清水，一个是模型，闭上眼睛摸的时候能准确地说是清水，是油，已经练好了。油里头的手指会感觉周边是模模糊糊、浑浊的，水里面的感觉是很清的，这就是清脉和浊脉的感觉。清脉浊脉原来是太素脉法里的，现在我们拿来看病的话就有用了。

再给大家分享坐骨神经痛、骨质增生的脉的模型。一角的硬币、面粉、几粒小米，将它们包在塑料袋里边（塑料尽量要软一些，和人体的皮肤厚度差不多），保鲜膜也可以，医用手套也可以，做好以后，手指按下去把面粉和硬币图案分开（好像是分开脉里面的血液），分开以后按到硬币的"1"的边线的感觉，就跟坐骨神经痛的神经的感觉是一样的。临床上摸到坐骨神经痛，脉在哪一侧，就归哪一经。模型里面的小米实际上是骨质增生，如果还想精细一点，可以把旺仔的糖弄成很小的块再放在里边，这就是凸出的椎间盘。其他的脉象也有相应的模型，今天就不一一跟大家展示了，大家可以自己摸索、自己创造。

脉诊及中医的学习是个长期的过程，我们要持之以恒，明理、多练、多问、多从生活当中观察，这样做了，一定会有很好的收获。

※ 古中医脉法杂谈第二讲

大家好，很高兴再次来到北京中医药大学，再次跟大家分享脉学的相关内容。上次讲座之后有很多同学跟我联系，反馈学习心得，反馈使用脉学模型的体会，我很高兴，希望大家持之以恒，坚持学习脉诊。

我们现在学习脉诊、学习中医，除了多看书、多跟老师临床之外，还有什么方便的法门呢？我认为还有一个就是看先人的医案，先人的医案是我们学习中医的源头。什么叫源头？源头就是我们的前辈是怎么用脉来指导用药、指导治病、指导临床的。

给大家讲一个姚僧垣治梁元帝的病案。梁元帝当时有心腹疾，诸医议治疗之方，"咸谓至尊至贵，不可轻服，宜用平药"，姚先生是个名医，被周太祖征招入宫，医术很高明，他坦然说："脉洪而实，此有宿食，非用大黄，此无差理。"用大黄，不会差的，为什么呢？是因为脉洪而实，必有宿食，"梁元帝从之，进汤讫，果下宿食"，因而疾愈。姚先生诊断心腹疾的时候，他摸到一个什么脉？洪实。我当时想到一个问题，既然医案告诉我们说脉洪实就是宿食，那么洪实出现在什么部位？右侧的关脉及尺脉，右关一定有问题，尺不一定有问题，也有可能两个同时出现。为什么右关可以出现，右尺也可以出现呢？我总结的脉学八论中有一论——形气论，对此做过解释。那么宿食的形在哪里？在右尺，气在右关，所以洪实脉可以在右关出现，也可以在右尺出现。很多医家在书上说，"右尺脉沉滑而实，主宿食大便"，就需要用攻下法，只要一按尺脉，沉滑而实，这里面就是大便，这时候用承气类方，用大黄，就很有效。所以，看先人的医案要思考，通过一个医案要去探寻尽可能多的东西。如果看了先人医案，不去思考，那我们就没有任何收获。

洪实的脉是宿食，还有什么脉可以主宿食呢？我简单列举几个：浮滑、沉实、沉滑、沉迟有力等。另外，时间久了还会有虚弱的脉象出现。一个宿食可以出现这么多脉象，如果我们死记脉象的话，能不能把脉学学会？学不会的。学习脉学的关键是学会其中的机制。浮滑脉为什么会出现呢？宿食造成里面实了，导致气不能进到里面去，只能往外出。上次我们讲的"上下来去至止",这时候气不能去,只能浮起来,浮是表证吗?不是!另外,宿食还会出现沉脉,假如患者出现沉脉,你当时疏忽了,一摸脉,就告诉其是个阴证,用大量的四逆、理中,那正好反了。古人一直告诫我们千万不能虚虚实实。

接着往下讲治疗,只要讲脉,肯定会讲治疗,不讲临床,光讲理论是不行的。姚僧垣治病的医案,为什么别的医生只用平药不敢用大黄?因为他们对脉法把握不准,对疾病背后的机制把握不准。同样是一个心腹疾,可用建中,可用六君子,可用承气汤,很多方子可用,究竟用哪一个?中医方剂这么多,你想着哪一个?《太平惠民和剂局方》《太平圣惠方》《外台秘要》里面方子都非常多,学方的话,估计是记忆力超群的人,才能把所有的方子都记住,如果记不住,怎么办?还是从机制上去研究,把握生理、病理、脉理、药理等。

我钻研脉学这些年发现,可以把脉学分为三个研究方向:象、形、理,即"脉学三观"。象派脉法,现代很多老师也称为"宏观脉象",这一派着重对脉象的研究,通过各种方法,脉象仪也好,脉图也好,去研究脉象。象派脉法的优点是容易做出中医诊疗的判断,可以在脉学理论的指导下,诊断人的气血、阴阳、脏腑的状态,而且可以根据不同的部位,确定人的病情。缺点在于入门困难,对于脉象的学习很困难，一开始会出现十个人十个脉象，十个人给同一个人摸脉的话，会有十个结果。所以，象派脉法的研究，需要很长时间的经验积累。

形派脉法也被我称为"微观脉法"，主要是以全息、神经、血管、血流动力学、反应论、血液流变学等为基础而进行的研究，主要是诊断现代病名。它的优点在于可以准确地判断病位、病性，定的是西医的病性，能够准确地诊断病情，符合现代人对疾病的理解，符合社会的需要。缺陷在于对中医证型判断的不足。

还有一个就是"理派脉法"，理派脉法是通过对脉象形成的原理，以及社会环境、居住环境等的研究，推测人在什么环境下生活，有什么心理状态，一开始通过推理得出一些结果，到最后，把推理的过程省掉，脉象直接对应结果。比如一些女性有妇科疾病，一摸，这是经常抑郁、发怒情况下的脉象，这时我们一定要开导患者，她的致病因素没有去掉的话，开方治疗效果也不理想。调心的书籍可以看看王凤仪善人的《化性谈》，这本书里面提到人发怒、火旺、发火的时候，火往上走，那什么往下走？阴往下走。气向上去，血向下走，那么寒和血都到下边会形成什么呢？形成瘀血，瘀血时间长了会形成肌瘤、囊肿、癌症，这都是生气来的。我们给患者摸脉，摸完脉以后，我们要给患者一个非常严厉的批评：以后不准再生气，记住，不许再生气，回去好好看书，如果还这样，会进一步发展成癌症。患者一般都很听话的，因为你是关心她，想让她好，这种情况下用理派脉法，临床也是非常有用的。我们一定要知道心对物的影响，身和心是一种辨证的关系，身体的病可以影响到心理，心理的病也可以影响到身体。

脉学三观告诉我们脉学的轮廓支撑，要研究哪些东西，把这三个方面的内容综合起来以后，会对患者形成一个全方位的指导，从他们生活，到他们心理，非常全面。但是，假如我们把脉学的这三个方面都研究的很好可能会出现一个问题——信息量太大，我们在摸脉以后，得到患者的信息太多。对于这些信息，我们要懂得去筛选。有一个人经常生气，但他还有严重的洁癖，洁癖和病没有很大关系，那我们不要去管人家洁癖，洁癖不好纠正，反正别生气就行了。所以说对信息的筛选又成了一门学问。如头痛，牙痛，脾胃不好，心脏不好，肾不好，肝不好，有时候一个人全身不适时，怎么开药呀？这就要借助脉学指导临床原则中的第一个原则——整体与部分的辨证使用。举个例子，有个人左寸脉沉迟（沉紧、沉涩也可以，临床上的机制是一样的，都是心阳之病，用药是差不多的），其余各部脉基本正常，这就只是涉及一个部分的问题，我们针对左寸脉用药就可以了。但是，如果说右关脉弦滑，整体的脉沉紧、沉迟，这时候照顾哪一方面？就要照顾到整体，以整体为主去思考，整体与部分的辨证是非常主要的一个方面。再如，有个人胃病非常严重，假如说右关脉浮大芤涩，可能就是胃癌，左关脉弦细弱涩，这两个以谁为主？还是以右关为主，这就是整体与部分的辨证。左关脉弦细是肝血不足，因为肝为木，血不足时就弦，不一定是气滞，弱涩也是肝血不足，左关脉一般情况下是不会出现严重胃病的，左关脉和胃癌的关系是独立的，不是一个整体，初期治疗的阶段，先不要去管左关。再如，尺脉沉动，左寸脉虚滑，这人是严重的心脏方面的疾病，我们都知道肾与心同属少阴，心脏的动力来源于肾中的元阴和元阳，肾中的阴阳接续都出现问题了，就是要双方面都考虑。

讲了这么久，讲的都是古中医脉学，那么什么是古中医脉学？有三个关键点：第一，古中医脉学是以古代哲学理论为基础；第二，以临床应用为目的；第三，以天、地、人、事物的统一性为原则。目前脉学研究主要是脉象的研究，重视脉学的应用方法及理论的人很少。我们要注意，脉象是元素，方法论才是元素的基础、原理。如果不知道原理，元素就没有用，它就只是一块砖，如果仅有原理，没有脉象，也盖不起房子，脉象和脉学理论缺一不可。

脉学方法的重要性，体现在哪些方面呢？第一，在脉象的基础上解决如何用脉诊结合临床指导用药，只有脉，还是不会用药，有了方法论，才会用药。方法是指导我们如何去用的。第二，通过研究脉法，真正体会到中医是如何将天、地、人三才进行合一的，就会知道古人讲天人一体的原因，才能够真正地在脉象中体会到人体是如何随着天地的变化而变化的。现在是春天，和冬天比，脉有什么变化？每过一个节气，脉都会改变，这是告诉我们天人一体不仅是一个理论，中医不仅是文化，中医也是观察得来的科学，是古人的科学，只是他们的思维方法和我们不一样，所以我们中医对人体的认识、对天地人的认识是实实在在的。第三，指导防病养生，当我们有了方法论以后，我们就会通过脉诊的结果，结合防病。

例如，昨天有一位老先生，七十多岁，给他看病，诊完脉以后，我说："老先生，你哪里不舒服？"他说："我习惯性腿痛。"我说："你心衰，你知道吗？你心衰挺厉害的。"他说："我没事，我和小伙子差不多。"我说："那看看吧"，撩起裤腿一按，指压性水肿，我说："你这心衰已经很厉害了，你不知道吗？"他说："不知道。"我说："不知道，那你以后注意吧，先把腿给治好。"举这个例子是想说明，有些患者得病他不知道，但是通过脉，你能够给他诊出来，我们讲治未病是中医的特色，但诊不出未病，怎么治呀？所以，诊断未病才是最重要的，治未病不是治疗，是治理，先要诊断，后才有治理。

古中医脉学我总结了八论，给大家分享一下：第一，天人同气论；第二，阴阳离合升降出入论；第三，五行生克制化论；第四，形气论；第五，一象二分论；第六，脉度论；第七，格局论；第八，感知方位论。这是脉象八论，是经过我多年的研究和思考，通过跟老师学习，通过自己领悟，总结出来的，我起名为"古中医脉学八论"，因它是以古代哲学为基础的，没有古代哲学指导，研究不出脉学八论。脉学是一个理论，借助它可以指导临床治疗，如果不能够指导临床，那么理论再完美，也是没有用的。中医要走实用主义的路线，脉学八论就是将脉学具体应用于临床，指导临床治疗的。

下面我们具体讲一讲天人同气论。为什么叫作天人同气，不叫做天人合一？天人合一是一个静态的，没有动的观念在里面，天人同气告诉我们天地、自然、社会、人体是一个整体。人是禀天地之气生，四时之法成，生活在天地之间，必然要遵守天地的法则，人与天地之间互相影响、互相作用，实际上是天对人的影响为主，人对天的影响为次。人和天地自然是一气，那么人体的气和自然的气就存在协调和不协调，这属于气立和神机的问题，涉及术数方面。天人同气论告诉我们人与自然可以是协调的，也可以是不协调的。这一论主要包括两个方面：一是天人一体；二是天人互感。天人一体不可以和天人同气等同看待，天人一体只是天人同气的一个方面。

131

天人一体说明的是天人的同源、同构、同行、同归,"同源"就是说人的气、运动状态、物质基础都和天地自然是同源的,人身上的物质不可能离开自然界。"同构"就是两者的构成和机制是一样的,这就是观察自然能适用于人体的病理和生理的原因。那么"同行"说明什么呢?说明人与天地同步运行,如月经、人的生理发育(男子八八、女子七七),这就是"同行"。《黄帝内经》讨论过人会死,是因为天数尽了呢,还是因为材力尽了呢?人受天地自然的影响,这是天数,还有本身材力的问题。人和天地的同源、同构、同行、同归,人到最后回归尘土,又回到天地自然,人和天地既然是同源的,基本物质都是气,聚而为形,散则为气,那么由气构成的人、由气构成的天,又在同步地运行,最后同归于一个结果,就是空,包括现代物理学的研究,宇宙无中生有。《黄帝内经》中还有一句话:"上古圣人之教下也,皆谓之虚邪贼风,避之有时。"我们捉住一个字"时",就是时间点,每个点上天、地的状态都不同,我们要把握住时间点。

人从天地自然中生出来的时候,因为天地的状态不同,再因为个体的材力不同,那么必然存在个体的差异,所以在我们诊脉的过程中,会出现人和人的平脉是不同的,很少能找到两个人的平脉是一样。简单来说,就是每个人的基本体质不同,他们在没有病的情况下脉也是不一样的,所以有时候我们看一些人，说你脉这么细，其实他没有病，脉怎么那么沉，其实也没病，这就是因为天数和材力不同。

天人互感包括天人的协调顺应和不协调、不顺应，在脉上主要体现在脉对自然的应与不应。以四时脉为例，春弦、夏钩、秋毛、冬石，如果我们对人与天地关系不了解的话，就容易出现一些错误的理解，就会认为在春天的时候脉都是弦的，到夏天的时候脉都是钩的，到秋天的时候脉都是毛的，到冬天的时候脉都是石的，是不对的。研究四季平脉一定不能忽略了人的基本的胃气，那么怎么去对待胃气和四时脉的关系呢？人体平时正常的脉是有胃气的，脉随四季变化的时候不会超过本身胃气的脉，就是说，弦也好，钩也好，不会超过本身有胃气的脉，如果太过或不及，都是病态，说明有病。所以说，四季平脉就是一个以胃气为主，略带弦、钩、毛、石的脉，而不是春弦、夏钩、秋毛、冬石为主的脉。这就涉及主次的问题，以胃气为主，随四季更替脉象出现变化，这才是四季平脉，而不会说春天来了脉整个变的弦、特弦，不是这样的。

还有一个需要我们注意的问题就是四季脉的变化不是截然分开的，春生、夏长、秋收、冬藏，是不是春天的弦到夏天就立刻变钩了，到秋天就突然变毛了？不是的。最有特点的四季平脉出现在两至、两分，就是春分、秋分、夏至、冬至，这是季节的中间点，也是四季脉出现的最典型的时间，在两至、两分的过程中，春脉由弦慢慢地变为钩，由钩慢慢地变为毛，由毛慢慢地变为石，是一个渐变的过程。例如由秋天到冬天的演变过程中，秋分是典型的毛脉，到秋末的时候就不能光毛了，还要有些石脉的感觉，如果人在秋末的时候还是典型的毛脉，有没有病？有病。到夏末了还是典型的钩脉，说明夏气不去，夏气不去到秋天金气一收，里面有热就被封住了。所以，知道四时脉的渐变过程就能看清临床。

再说石、毛、钩、弦，毛脉不是浮脉，毛脉是在洪脉或者钩脉的基础上出现一个回缩的收缩的状态。我们在摸皮毛的时候都只是注意它的清轻，实际上皮毛表面都是圆的，还会有一个收的感觉。钩脉，是脉来了之后，在皮肤下形成一个钩，如果叫洪的话很可能会把钩给忽略掉，气只有出，没有人，没有了去的感觉就是洪脉，就是病脉。生理上的钩脉是随着夏天的气机往外散发，但是也有一个收的过程。如果仅仅是一个很洪的脉，那是中暑了。石脉，我们都认为冬天的平脉是沉脉，沉就是沉到里面去了，石是什么呢？我们看看鹅卵石头，它是椭圆的回收的，我们摸一些人的脉，不仅仅是往下沉，还往里面收缩，有收缩的痕迹在，从四面八方向里面收。《黄帝内经》中对冬天的平脉还用了另外一个字来形容——营，什么叫营？"营"原意就是四周围起高土，在方向上是四周的，不是一个方向，冬天的平脉是在四个方向都在收缩，然后往下沉。我们不能简单地认为春天弦、夏天洪、秋天浮、冬天沉，这样是不对的。《黄帝内经》曰："春脉如弦，何如而弦？"用了"如"，说明不是那种坚硬的弦，而是略微的弦，这就是刚才讲的一定要以胃气为主，不是说人到了春天脉就是很弦，如果春天脉变得很弦就是有病了，所以，《黄帝内经》上用了"如"字，"如"字就是点睛之笔。

在四季脉法里面，我们去研究会发现人体的气机是随着天气变化而变化，也就是说随着阴阳的升降出入而变化，春天一阳初生，夏天阳气最盛，秋天阴气开始出来，阳气开始潜藏，到冬天阳气潜藏最深，人体的气机随天地升降出入的变化也有发散聚合的不同。原来我们不重视四时脉，就把它当作一个理论放在那，只要了解就行，但是当我们体悟了之后，会发现在冬天如果脉浮是什么病？在夏天如果脉沉又是什么情况？这些就很容易知道。我们知道四季平脉，还要知道四季的不平脉，也就是四季的变脉，四季的变脉包括了四季平脉的太过、不及、非时之脉和四塞脉，在这里我们就不详细论述了。

脉随四季有变化，随二十四节气也有变化，一昼一夜也是一个升降出入，在昼夜之间脉也有变化，《黄帝内经》讲，诊脉以平旦为主，但是我的理解是可以多个时间诊，当平旦诊脉后，应该告诉他傍晚再诊一次，那么就可以知道他一天之中脉的变化了，另外还可以多个状态诊，我们诊脉的时候让患者来了休息休息，也可以让他再活动活动，如果患者休息了一段时间后你给他诊脉是这样的，但是稍微活动活动脉就变化很大，这也是病态的。

运气脉跟六气脉，我总结了两张表，即前文的表 1 和表 2，大家仔细看看。

这两部分内容虽然看似简单，实却非常高深，需要大家仔细地去推求，这只有在对脉象把握的非常清楚的时候有用，不清楚的时候只能是一个概念，所以主要是先了解。我们再讲一下五运太过、不及的前后相错，太过会提前十三天，不及会错后十三天，为什么呢？主要还和五运交运有关系。太过，就是在大寒节前十三天开始交运，不及就是在大寒节后十三天开始交运，前后相错十三天，在脉上也错十三天，这就是五运六气和脉结合的一个预测。这主要是天对人的影响，另外地理环境对人也有影响，地理环境对人的影响现在出现了一些问题，和古代不一样了。古代的环境比较简单，现在不是，现代人虽然生活在南方，但是空调开的特别多，还有冷饮之类的，所以地理对人的影响，有时候不准确，地理对脉象的影响在临床用的时候准确率不高。其他的几论，下次再跟大家分享，下面我们进入答疑环节。

答　疑

问：陈老师您好，我是北中医一名大二学生，我有一个脉诊的问题想请教您。古人说："察色按脉，先别阴阳。"这里的"别阴阳"是指分别浮沉、迟数、虚实？还是《濒湖脉学》里左右脉的阴阳？还是您课上提过的表有力即阳盛、里无力即阴弱？

答：《素问·阴阳应象大论》曰："善诊者，察色按脉，先别阴阳。审清浊，而知部分；视喘息，听音声，而知所苦；观权衡规矩，而知病所主；按尺寸，观浮沉滑涩，而知病所生，以治无过，以诊则不失矣。"这里面的"察色按脉，先别阴阳"这句话，一定要放到这一整段来看，才能真正明白诊法的开合问题。"开合"是什么意思呢？我建议你仔仔细细地品读和参悟《鬼谷子·捭阖》，在脉诊上，开就是把脉从一气分阴阳，阴阳再分五行，五行再分二十五。什么是二十五？二十五就是五行之中各有五行。那么究竟什么是别阴阳呢？就是先判别阴证阳证、阴位阳位。《伤寒论》曰："问曰：脉有阴阳，何谓也？师曰：凡脉大浮数动滑，此名阳也；凡脉沉涩迟弦微，此名阴也。凡阴病见阳脉者生，阳病见阴脉者死。"这是脉象的阴阳，再结合我们上次讲的脉位的阴阳，就清楚"察色按脉，先别阴阳"。我们第一讲还讲过浮沉阴阳的问题，临床上很有用，脉虽然浮起来了，但是底下是弱的或者空的，这可不能定为浮脉，如果空了那是芤脉，是不能发汗的。这种情况下如果是外感用什么方子呢？无汗伤寒用麻黄加当归芍药黄芪汤，有汗用桂枝汤或者黄芪建中汤。所以说"察色按脉，先别阴阳"是非常重要的。

问：陈老师您好，硬币与面粉包在保鲜袋里的模型是坐骨神经痛的模型吗？如果用手指在有面粉的硬币上摩擦或者用指尖扣，很容易就可以感觉出"1"的边缘，甚至可以感觉到上下的形状以区分不同。但是如果不摩擦，只是用力按住就只能微微的感受到有不平。单针对模型，真正的脉里可以通过指尖移动而更加确切地感受到有凹凸不平或者是其他吗？我摸模型的方法正确吗？

答：用两三层保鲜膜包上一枚一角的硬币，里面加上面粉，模型不仅是坐骨神经痛的模型，一切疼痛影响到体表都可以有脉象出现，比如颈椎病压迫颈部血管神经、癌痛肝区疼痛，都可以出现，只是脉位上不同而已。另外，摸脉的时候不能用指尖去抠，我们诊脉一般都要用指目。摩擦相当于我们诊脉"举按寻"中的寻，在诊脉的时候是可以使用的，也是经常会用到的，所以你摸模型的方法基本上说是正确的，只是临证的时候可能会比摸硬币要难摸一些。

问： 老师，上节课说的脉与五行或者五脏的对应，是指五脏平脉吗？即"心脉之浮，浮大而散；肺脉之浮，浮涩而短……"吗？老师您能把二十八种常见脉象与五行的对应表给我吗？谢谢。

答： 古中医脉学中的五行和阴阳一样，都不单指一项。五行有脉象的五行、脉位的五行。五脏平脉和四季平脉都可以用我们脉学八论中的五行生克制化论来指导使用。二十八种脉象的阴阳五行对应表（表3），在我们以后临床中很有用的，经过多年的研究，我整理了出来，希望大家在参透阴阳五行妙理以后仔细分辨使用，一定会有很大的收获。

问： 陈老师，浊脉和濡脉有什么区别？哪些书里记载了浊脉？

答： 浊脉指的是血液的浑浊，另外有的脉书上

表3　二十八种脉象的阴阳五行对应表

五行属性	脉象				
	正类	交变类			
木（生）	弦	紧（木气太过）	革（木实火虚）	长（木火交变）	牢（木水交变）	
火（长）	洪	促（火气太过）	数疾（火气太过）	动（木火水交变）	实（火气太过）	大（火土交变）
土（化）	缓	滑（土厚金弱）	弱（水土交变）	浊（土气太厚）	代（土气不及或常）	大（火土交变）
		芤（水土交变）	濡（土金水交变）	清（土气不厚）		
金（收）	浮	涩（金气太过）	短（金收气虚）	细（金气不足）	虚（土金交变）	散（金气不及）
水（藏）	沉	迟（水气太过）	微（水寒阳微）	结（水寒血结）	牢（木水交变）	伏（水气太过）

还包括至数的不清不匀。而濡脉指的是脉整体的态势。我把濡脉的模型告诉大家，大家回去体会，有条件的可以用好绵绢卷成筒，然后用水湿透；无条件可以用面巾纸，用水湿一下，就可以了。如果能跳动起来就

是濡脉，模型是静止的，但是浊脉那种感觉除了不能跳动，其他的就是濡脉的感觉。记载浊脉的书有一些，如《四诊抉微》《诊家正眼》《太素脉诀》等。

问：老师，您好。今晚的讲座很精彩，内容都很新颖。只是有些问题还是不明白：第一，关于左阳右阴，一直我们都是认为左阴右阳（左为血，血是属阴）；第二，关于垂直面上五行的分部，是平均分？还是"三菽之量为浮脉"的方法分呢？谢谢老师讲解。

答：第一个问题实际上是阴阳互根的问题，左为血，为督脉，为人迎；右为气，为任脉，为气口。人迎紧盛伤于寒，气口紧盛伤于食。左脉主血，阳以之为根。右脉主气，而阴以之为用，因此说左脉是阳，实则左脉者阴中之阳，右脉则阳中之阴。第二个问题，垂直面的五行以脉力最强点为中气，上肺心，下肝肾，而菽重衡量是我们对比最强点是否在脾土的参照标准，当中气浮于九菽之上则中气外散，当中气沉于九菽之下则中气内沉，我们用药来调节外散内沉，便是心法所在。

二〇一五年·北京·脉法讲座

※ 脉诊在临床中的指导意义

大家好，这次讲座的时间安排在了晚上，大家还有这么高的学习热情，我很感动。学中医，最重要的就是敢于吃苦，过去学中医的时候，一没有资料，二没有老师，那时更辛苦，以我为例，我是2001年从学校毕业的，毕业以后，我从事西医的临床，因为当时虽然学了中医，但水平不行，回到家什么也不会，所以当时还是西医医生，大约2003年的时候，偶然一天发现，有一些爱好中医的人在网上形成了一个社区，我就进入社区，从这里面，接触了很多中医资料，当时我学习资料能到半夜一点，然后第二天早晨起来再上班，忙完了以后，赶紧再接着看。所以学中医要知道，前些年肯定要吃苦，不经过吃苦，是学不好中医的。如果从纯经济方面看，建议别学中医，因为学中医时间太长，没有五年六年，是学不出来的，那还得说个人不笨，我记得有人说过一个事情，学中医有三个先决条件：一是人不笨；二是老师不笨；三是要和老师有缘分。老师再厉害，临床水平再高，你就看老师不顺眼，老师说一句话，你听着不舒服，那估计你学不了他的东西。中医有很多流派，不同的流派，有不同的学术观念，同一个病不同的流派治疗，都有效果，都可以治愈。大家就有疑惑，究竟该怎么学？这个老师这样治病，那个老师那样治病，效果都挺好的，可是他俩用药，好像完全不一样，这时候，我们怎么办？找到适合你的就可以了，适合你的就是最好的。

今天给大家分享的内容是《脉诊在临床中的指导意义》，不是脉诊的基础，如果没有基础的话，我建议先看看我在网上的书稿，学堂以前也有录的课程——《古中医脉法》，没有基础的话，今天的讲座有些地方你是听不懂的。今天准备在脉诊上给大家一个亮点，让大家有所体会，今天的内容不能说它殊胜，只能说比较好一点，因为是我这些年研究脉法的精华。

脉诊在学习中医及临床当中有巨大的作用，如我们研究《伤寒论》,《伤寒论》很多条文都要涉及脉，但是有很多老师是不讲脉的，我个人临床的时候，体会到如果不给患者摸脉，只是按他的症状开方，当我再看脉的时候，就发现他完全不能用方子。举个例子，我们现在治疗过敏性鼻炎有两个方子，一个是小青龙汤，一个是补中益气汤，那什么时候用小青龙汤，什么时候用补中益气汤？患者的症状是完全一样的——遇冷气过敏，遇花粉过敏，打喷嚏，流鼻涕。那我们治疗时，症状完全一样的两个人来了，该怎么下药呢？所以不诊脉的话，没法开方子。如果是小青龙汤证，脉是沉弦的，或者单独右侧的脉是沉弦的，而补中益气汤证的脉是虚的、弱的。这就很容易鉴别了，但不诊脉，真的没法鉴别。我们听说小青龙汤治疗过敏性鼻炎效果好，就给患者用上了，用上以后，患者感觉有效，不流鼻涕了，但是一停药，又犯了。我们日常当中，这样的患者很多。那是什么原因？这是因为有一些患者是小青龙汤证，但是治疗以后，脉已经没有弦象，只剩虚象，怎么办？改补中益气汤。我们看过去的医案，有很多医家先用方，最后还需要善后，而我们现在把善后失去了，我们看现在好多医案都没有像过去那样井井有条地来治疗，所以我们要追求治病及病愈后善后的方法。若一个人脉又沉弦，摸着又虚，告诉他七剂药，先服小青龙汤，后服补中益气汤。那么自然而然你就知道，大概要治疗多长时间，服药多长时间，这样我们才能够真正地治好病。

诊脉要注意独处藏奸，有一些人其余脉正常，但右寸内上鱼（靠近小指的叫内，靠近大拇指的叫外，脉向内并且上了鱼际）虚，有时候就在这一个脉上去鉴别，脉浮起来，但是没有力量，是一个虚的脉，也是补中益气汤证。其实道理很简单，最关键的就是能不能在脉上诊断明确。脉非常的重要，这也是《伤寒论》及古代的医家非常重视的一点。你看《伤寒论》，没有一篇不是脉证并治的，但没有说某方如何用。我们拿出一本书来，同样一个病下边有好多方子，什么情况下用哪个方子？就拿我们的教材来说，治疗风寒感冒，会有很多方子，什么时候用麻黄汤？什么时候用九味羌活汤？这都要根据脉象来决定。不同的脉象，脉象不同的程度，不同的兼症，我们是用不同的方子。

　　临床上最难的就是，我摸完脉以后，怎么去分析疾病。医生最累的，一不是诊脉，二不是开方，最累的是中间环节，而且进行中间环节的时候如果再有错误信息的干扰就更累，因为你要屏蔽他的这些嘈杂，这边看着病，那边孩子哭，还有打手机的，医生怎么办？所以脉诊开方是一个功夫，你得练，要能练到在十字路口还能摸脉，还能摸准，它外面再乱，和你没有任何关系。所以诊脉一定是一种功夫，看你能不能把自己的心静下来。《黄帝内经》上说"持脉之道，虚静为保"，虚就是不要有成见，"虚"从哪个字来的呢？从丘墟的墟，墟者大丘也。"虚静为保"，首先是虚，所以我们一般先不问患者，如果先问患者了，你有什么问题？你哪儿难受？我们容易有先见，那不是先见之明，这是先见之乱。患者来了以后，医生你看我这儿也难受，那儿也难受，你先有一个印象，等你摸脉的时候，印象会干扰你，自己就会被谎言欺骗，所以我们先不要问患者，直接诊脉，我们可以诊脉断病，但诊脉断病不是我们追求的。临床上经常碰到这样的患者，来了之后什么都不说，一伸手就让你摸脉，你也没有办法，摸不准，患者就走了，摸得准，患者接着看。其实，治病是需要患者和医生共同来面对的，而不是说患者考验医生，医生考了一个零分，患者能好吗？要是能好，我们天天考零分，要是不能好，患者考医生零分有什么用呢？无非就是嘲笑医生能力不行。但是中医确实有好多病也摸不出来，世界的病千奇百怪，我们千万别吹嘘诊脉就可以诊出所有的病，那是不可能的，我们只能说一句话：诊脉能诊到常见的病，但也有很多病，诊不出来。只能是这样，我前些天刚听说一个病——肺含铁，这个病我真没听说过，很少见的一个病，好多医生一辈子也没听说过。有位患者跟我说，我姑家孙女得了一个病，说是肺含铁，陈医生，你知道什么病吗？我就赶紧在手机上查，真有这个病，我说我真没听说过。我们不吹牛，能够摸出来的是常见病。但是，如果一年中来上一百个肺含铁的患者，我能练出来，我能找到规律，以后通过脉我就能诊断出来了。一个医生不可能什么病都治过，但临床上我们一定要注意，一种病我们第一次遇到可能没治好，第二次要有点印象，第三次要想办法把它治好。有的患者会问你，治过我这种病吗？只要问我话的，我都说没治过。只要这样问，就是患者不信任，真的没有必要治，患者要信任医生，因为医生他不可能什么病都治过。另外，有一些人得了好几十年的病，找了好多医生都没有治好，可是最后一个初出茅庐的年轻医生给治好了，为什么？医生没有成见，用理论体系解读病，就能治好。这就是当过一段时间医生后，发现病都不会治了。我也有这个过程。一开始感觉很牛，来一位患者治好了，再来一位患者又治好了，自己狂起来了，人狂的时候，就要受惩罚，然后再来患者，就是治不好，这时候开始反省，人世间的病有千百万种，要好好地学，要谦虚。过了一段时间再看，就会对病的变化、疗程了然于心。所以我们什么时候都要谦虚，不要觉得自己很牛，往往是我们刚开始当医生的时候，特别容易觉得自己水平高，如果我们是一个爱好者，千万不要觉得我们自己学了中医以后就什么都懂了。大家看看古代的医案，有很多是因为医生自以为懂了，才耽误了患者。我们学习中医，追求的肯定是要把它解决透，而不是懂点就算了。前面分享了这么多，就是希望大家学中医要努力，要谦虚。

今天分享的内容是如何解读脉诊结果，以及我开方的几套思路，在座的基本都是中医，也有资深爱好者，所以今天讲的就难一点，大家如果有什么问题可以随时提问。

首先讲讲脉诊里面的破瓦法。破瓦不是佛家的破瓦法，这是我自己取的名字，什么叫破瓦呢？有时候我们学中医，学到一定时候，感觉太阳就在那儿，但是中间隔了一层膜，死活突破不了那层薄膜，这时候我们就需要打开它，所以我们叫破瓦，瓦是在房顶上的，破瓦就是打破房顶，其实就是打破房顶看到太阳。破瓦八法包括伤寒破瓦八法、脉法破瓦八法，还有针灸破瓦八法，一共二十四个法。破瓦法里面最重要的是格式司法，为什么叫司法？中医就是法官，我们望闻问切相当于收集证据，收集证据以后，你要给患者下结论，你是什么病、什么证型、什么原因、什么机制，患者去喝汤药了，那叫执行。故命名格式司法，我们时刻是法官，时刻要公正公平，我们是给患者"判刑"的，要让患者知道判的合理合法。什么时候患者觉得，你医生判的我合理合法了，他才能够按时如法的治疗，才不会出现"骄姿不论于理"，才不会出现"信巫不信医"。所以我们要有法官的精神，采集证据一定是客观的，证据支持我们，最后我们可以得出结论。格式司法，说白了就是一个格式，就是学完脉法以后，有一个格式让你套用，什么情况下用什么方子，都在格式里面。

破瓦八法包括正破、反破、顺破、逆破、对破、离破、散破、合破。下面我简单地介绍一下。

正破就是正对正法，浮则出之，沉则补之。《伤寒论》说太阳伤寒脉浮紧，浮紧要出之，发汗，这就是正破。

反破是什么呢？反对正法，脉浮要补，脉沉了反而要泄它。

顺破就是五行顺生，培土生金，养金生水，这都是五行顺生的。

逆破就是五行逆调，肝病责心，见肝的病，不治肝，去治心。其实就是母病治子，肝病治心，心病治脾。

对破是五行合德，相对相生。木土合德，水土合德，水火合德。木与土，本来木是克土的，但是木与土合德，所谓的见肝之病，知肝传脾，当先实脾，这也是对破里面的。

离破就是阴中阳病，阳中阴病，阴阳离合。

散破，局中有局，连环破阵，首尾呼应。散破适合于什么呢？人病机复杂，什么病都有，而且病机和病机之间有互相的联系，治疗比较散乱的病情，适合于用散破。

合破，万变乱局，但求一法，一法守中。其实是另一类的散破，散破的方子开出来好像很乱，乱七八糟的什么都有。但是合破法呢？患者很多的病，但只开几味药，当他出现散乱的格局、病情太复杂时，抓住一个根，抓住纲领，这么治就可以，治它什么都能好。临床当中会有这种现象，有一位患者，可能来治牙痛，结果治着治着，脚痛好了，这种情况经常出现，为什么？这就是他本身的病机病理是一个合破局里面的，就那么一个理，我们又正好理解对了，病就好了。给大家举一个例子，有个鼻炎的患者，又打喷嚏、流鼻涕，又头晕、又心慌，又血压低，又吃不下饭，又腹泻，怎么治？你无非就是补中益气汤嘛。

八法直接对应的是我们的方子，方子过去有大方、小方、单方、复方、奇方、偶方。小方对应正破，不会用大方子，因为就是正对嘛，虚则补之，实则泄之。方子小，力量专一而猛，麻黄汤——麻黄、桂枝、杏仁、甘草，就四味药，无非就是浮则出之。但是浮则补之的时候，就要复杂一点了。什么情况下浮则补之? 脉浮，无力。一摸在表皮上有脉，但是一摸下面没有力的，要补之。但是，八法互相运用，变化就比较多。不过临床当中只要分析了脉法，分析了脉，就能够正确地运用八法。一摸人浮脉，没有力，由沉再按到浮这一层的时候，有一个有力的象在那儿，患者就是因实致虚。所以要用正破和反破两法合用，就是补中用点儿泻药，用点儿攻邪的药，有的医家是很多法一起用。

大家来看一个病例，这是一个古代医案，为什么先拿古代医案来呢? 这样大家比较好接触，因为我个人的医案可能有水分。"一人右脐旁有一块，作痛不止，移动不定，大便不通，诸药罔效。左寸尺脉缓而微有力，关脉沉细，右寸尺似大，关脉沉细无力。"在脉法里面，右尺主三焦火、相火，还有大肠，右寸主肺、大肠。所以，右寸与尺同大，左寸与尺同缓，这是有原因的，最重要的还是两关脉沉而无力。套用在格式司法里面，格式见图 9。

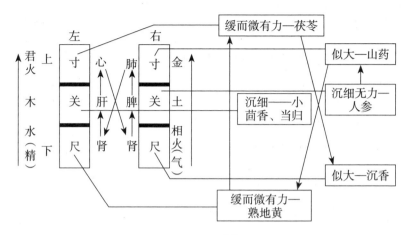

图9　顺破散

此肝心与脾俱弱，木无生发之气，又肾不纳气归原，不可攻痞。用熟地黄、山药、茯苓各七分，当归一钱，小茴香、人参各五分，沉香二分磨，服后渐愈。

左寸尺都是缓而微有力，关沉细；右寸尺都是似大，右关沉细无力，肝心与脾俱弱，五脏中的三个脏都弱了，然后再加上木无生发之气，右肾不纳气，还加一个肾，就四脏了。其实肺也不好，因为肺脉大了，是大了，是大肠脉，病位在大肠。它明明是有形的块，可是用了一个什么法？用了熟地黄、山药、茯苓、当归、小茴香、人参、沉香，我们难以理解他的思路，如果是我们肯定用攻坚散结的思路。有时候我们读古代医案，发现古代医案写的都很好，但是看不懂，尤其叶天士的医案，看叶天士的医案挺好的，但是有一个问题，叶天士医案里面没有治疗效果，所以不知道治疗的对与错，所以我们不推荐先看叶天士医案，建议看有始有终的医案。医案，如果我们懂得分析脉象以后，应该怎么分析呢？其实他用的顺破和散破。顺破是什么呢？脉里是虚，我就补虚。散破是什么？脉象杂乱，六个脉都有问题，太难分析了，这就需要散破了。我们看整个左路，左尺是缓而微有力，左寸缓而微有力，中间是沉细的，在左路里面，是中轴关脉有问题，右路也是中轴关脉有问题。

关就是轴，门开关中间的轴。在脉上，中轴是肝与脾，右关沉细无力属脾，在《伤寒论》里面，养脾、提脾气用的就是人参，人参甘淡能够滋养脾阴，左关为肝，肝属木，温才能升木，温了木气才能升，当归本身是温性的，又入血分，恰合肝木之象，厥阴用药里面有当归，当归四逆汤、当归芍药散都选当归入药，但是它温性不够，不能够生火。怎么能让它从木升起来变为火呢？那就要加温热性比较强的药，加桂枝可以，加小茴香也可以，这里加了小茴香，为什么加小茴香呢？温而理肝经之气，又能暖下焦的阳气。我个人临床常用两个药暖下焦阳气，一个是小茴香，一个就是胡芦巴，治疗不孕不育的时候，这两个药用的非常多。像男性的弱精症，属于活性比较差的，多用胡芦巴，因为小茴香偏入血，而胡芦巴偏温肾，这是它俩的区别，丹元虚冷就选胡芦巴，肝经虚冷就选小茴香。所以有很多女同志，都非常适合于胡芦巴和小茴香，尤其是例假时小腹凉、痛，一冷的时候，就痛的要命，连脚都冷，这就用当归四逆加吴茱萸，有时候再不行，就要加小茴香和胡芦巴，再不行，还有一个药就是沉香，沉香是纳气归肾、温下元，使下元的寒气出来。大家看临床当中很多人气不归肾的，虚喘，一活动就喘，这时候选用沉香，当然还有一个药比较好，就是黑锡，但是现在没有药了。肾脉缓而微有力，用了熟地黄，肝木不升，就用了当归和炒茴香。上边火不足，就用了茯苓，补心火应该用什么？补心用什么味补？不是苦味，用咸味。咸味补心，苦味泻心，三个泻心汤全是苦味，为什么不叫三补心汤？用茯苓的意思，其实是脉缓，肾脉也缓，心脉也缓，既能够治肾中之缓，又能够治心中之缓的只有茯苓。左升右降，右路当降下去，肺脉大，说明是它没降下去，就用山药。在脉法与药物的对应里面，补肺就是黄芪、山药，这两味药可以补肺、养肺阴、养肺气，但是黄芪是偏升的，补肝是辛味的，生姜、桂枝都可以，补肾是地黄，这是脉法和用药的对应，我从临床当中个人摸索了一个规律，就是根据脉象来用药，有脉，就这么用。

　　咳嗽的患者，如果右寸左尺脉沉，整体脉有滑象，就用金水六君煎。金水六君煎有什么呢？当归、熟地黄、陈皮、半夏、茯苓、甘草六味药。陈皮、半夏、茯苓、甘草，化痰、培土生金；当归、熟地黄可入水温肾。有时候发现肺脉不仅是弱，而是细，或者是细数，那是肺中阴伤了，加个沙参就好了，这时候不要用麦冬，用百合也比麦冬好，麦冬，现在没有去芯的，用了以后，有人难受。我们看，用的这几味药，熟地黄、山药、茯苓、当归、茴香、人参、沉香，我们不解读的话，你看不懂，我们一解读，医生无非就是对脉用药，他也没针对病。如果我面对这么一位患者，我一开始也会攻坚散结，但是当没有效果后，就得换个治法了。所以，我曾经有个想法，我们最愿意治别人治不好的病，为什么？别人治不好了，我再换个思路可能就好了，并不是咱们多么高明，因为别人犯了错了，你不再犯错而已。

临床当中一定要注意脉诊的重大作用，患者多的时候，我们没有充足的时间问诊，即使有充足的时间，但有些患者特别敏感，他容易给出误导信息，还有一类是特别的粗心，自身感受不明显。因此我们要更多地从脉中提炼有用的信息，有些患者喜欢跟医生描述症状，就让他说，但我们最重要的是用心诊脉。过去我们县有一个人，民国时期的，诊室就开一个小窗口，患者把手伸进去，就是摸脉，方子就出来了，效果还挺好，并且每次不超过八味药，所以人们称呼他为"八味"。我们现在觉得自己水平很牛，其实跟人家比差得太远了，因为我们没有了传承，现在我有师父，但是我们师父上面也没有完全继承传承，能一脉传承下来的人太少了。我们今天学的八法，都是从古籍里面发掘出来的，大家有没有觉得八法像陈士铎的？很像，因为这里面确实有一些他的思想。另外，大家不要有成见地去学东西，包括看古书，不要觉得不可能，我们先信可能，然后再去研究。

再看一个病案，"一人右胁有块，右关脉豁大。用乌药一两、附子五钱同煮透，将乌药以酒磨服，俟积行动，以补中益气汤加附子，服而愈"。病人脉象的格式司法见图10。

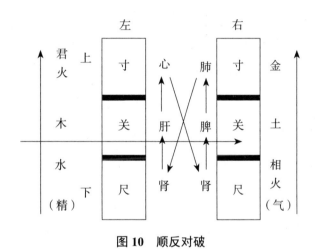

图10　顺反对破

此人右胁有一个块，右关脉豁大，《伤寒论》上有一句话"脉大为牢，极虚亦为牢"，你要摸人脉大了，怎么判断是不是实证呢？脉有力就是实，无力就是牢。豁大就是没力，比如我们走在一个山中的隧道，隧道很窄，等我们一出来的时候，豁然开朗，其实豁就是空，空大就是虚，就是牢。右关脉是脾，我们不管是什么病，一见豁大，知道是牢，就用补中益气汤，只要是脉，就用方。但是用方加了什么呢？加了附子、乌药。那么为什么加附子？右尺生右关，就是培火生土。为什么用乌药呢？将乌药以酒磨服，针对右胁的积块。我们有时候也经常这样，补中益气汤里面加上一两味药，补中益气汤针对的是病机，加味药是针对病形的。这里用的是顺破、反破、对破。我们理解脉一定依据《伤寒论》和《脉经》，不要按后世的解释，后世脉当中有很多错误。《伤寒论》的脉来自于临床，后世有很多脉法，是在书房里面推测出来的。我过去一直说儒医害死中医，很多人坐在家里，读读医书，就可以写医书，没有临过床，写出来的内容不适用于临床。

大家再看医案，"一人平素劳碌恼怒，常患遍身筋抽痛，或时小腹痛，转潮热二三月。察其脉，六部俱微、短、数，两尺脉俱微短，此肺虚而肾水将竭故也，宜保肺生肾，凉血退火。用人参四两、黄芪四两、炙甘草一两、生地黄二两，先用水三大碗煎至一碗，又用水二碗煎大半碗，又用水一碗煎半碗，去渣，熬膏，白糖收贮，每清晨噙化"。司法格式见图11。

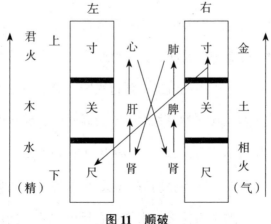

图11　顺破

　　这位医生的治则是"保肺生肾，凉血退火"。如果我们用的话，直接就保肺了，可能就选沙参、麦冬等。可是那位医生用的人参、黄芪、炙甘草、生地黄。保肺生肾，从他用黄芪、生地黄就可以看出来。脉俱微、短、数，数就是阴虚有热，微就是阳气不足，这时候肯定不能用附子这类药，所以用黄芪和生地黄这两味药，也就是金生水，用人参、甘草是土生金。患者抽痛，小腹痛，没有用任何止痛的药，那么无非是针对脉。治则是保肺生肾、凉血退火，凉血只有生地黄，如果按照他凉血退火的原则，黄芪是不能用四两的，但写成医案的时候，思路有时跟当时诊疗不是完全一样的，为什么呢？就像道家说的"吾不知其名，强字之曰道"，勉强写一个法就是凉血退火，为什么不用犀角地黄汤？为什么不是百合地黄汤？里面有一个中医没法说清楚的东西，就是他的精髓。

　　从脉上来分析，六脉俱微短，所以用黄芪、人参来补气；脉数，所以用生地，还用水二碗煎一碗，用水两碗煎大半碗，又用水一碗煎半碗，然后去渣熬膏，白糖收贮。他用的理论就是顺破，病看似很严重、很复杂，就用一个顺破，无非就是土生金，金生水。人为什么平素劳碌恼怒？这就是火，大劳伤气，"阳气者，烦劳则张"，张了以后就有火。阳气本来应该在身体里面，这人阳气上来了，消铄肺阴，转为周身阴液不足，不能够荣养经脉，那么就抽痛，火都跑上边去了，下边没火，就小腹痛。转潮热二三月，这是阴虚潮热，如果只有肺脉细数，或者是说全身细数，没有短，没有微，这时候用党参、沙参、生地黄、山药、甘草就可以。

再看这个发热的病案，"内子发热食减，诊左三脉洪数，按则虚，脾脉紧数。举有按虚，热在表也；脾脉紧数，中气不足。先用补中益气汤，次以十全大补汤愈。"情况的格式司法见图 12。

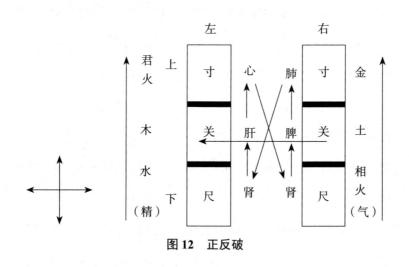

图 12　正反破

左边的三部脉全部都是洪数，右边的脾脉紧数，洪数是热，非常热，可是右关脉紧数，这就是独处藏奸，紧数说明数不是实热，左脉主外，右脉主内，这是中土虚寒，外边有热，是一个假热中寒。所以说脉法一定得学，我们过去说迟、寒、数、热、滑有痰，有时候根本就不对，重要的是脉理，而不在于象主什么病，数不一定有热，要看它的相兼脉，只有相兼脉支持才能是热，相兼脉不支持它，它就不是热，如小朋友的脉数，那是虚，成人快速奔跑之后脉数，恰恰是因为气虚。所以数脉不等于热，迟脉不等于寒。

临床治疗心动过速，我们大部分不从热治，而从虚治；治心动过缓，大部分不从寒治，而从瘀治。所以过去中医有一个说法，"见血不治血，见痰不治痰，见风不治风"。这里用的是正破和反破，脉象洪数，反用补法，就叫"反破法"，用反破追根到底还是病的根源。中气不足就用补中益气汤一类的，不管热，在李东垣的书上叫阴火。李东垣创补中益气汤、升阳散火汤等方剂都从阴火论出发。

我举一个例子，我师弟碰到一个脸上长青春痘的小姑娘，我师弟说用了好多方法不管用，给我打电话，我说你用补中益气汤，小姑娘用了以后就好了，不过一开始有点加重，原因就在于一开始补的时候会把郁的热向外推，这时候就会加重，热都推出去就好了。但是，如果阴火用了消法，症状会马上减轻，但是病会加重，病会由表传到里面去。给大家讲一个故事，有一家人，父子都是医生，有一天儿子两三剂药就治好了别人的荨麻疹，得意扬扬的跟父亲反馈病案，父亲却打了他三巴掌，为什么？患者是阴火导致的荨麻疹，儿子一开始就用消法，表面上是治好了，没过一个月，患者又来了，说又长了，儿子又给治好了，没过两个月又来了，反反复复多次，等到后来就不是荨麻疹了，而是银屑病。为什么？热伏于阴分，必然暗耗阴血，血燥生风，皮肤就得银屑病那样的病。本来只是在营分，用消法给压到血分去了，这就是治疗思路的问题。只要判断有阴火，就可以往外发，脉虚或沉细无力都可以发，但是脉沉数有力就不可以。发热食减的病案，如果一开始先用寒凉药解表，可能会导致消谷善饥、除中。正确的治疗是先用补中益气汤补而兼升推，将阴火外散，然后再用十全大补汤。

在临床一线给人看病，我们要注意两个情况：一是排病反应。有一次一个得冠心病的老太太找我看病，开完方子之后我忘了跟她说会出现排病反应，过几天她老伴找我，说吃完药后，老太太痛得受不了。我说哪痛？浑身都痛。我说这是好事，这是正常现象。老爷子什么都没说，扭头就走了，从此再没来过。如果我提前说，患者及家属知道是正常现象，情况就不会出现了。另外还有一个肿瘤患者，我提前跟他交代，他吃了药之后会出现身体内部的疼痛，等他吃上药，果然开始痛，痛得在床上打滚儿，他忍了七天，在床上打了七天的滚儿，一个月以后，他长的肿瘤没了。所以我们提前需要说清楚，需要跟患者、家属沟通好。二是脉分左右，左脉紧盛伤于寒，右脉紧盛伤于食。左边用解表法，右边用消食法，这是整体的原则。如果左脉有问题用泻法，患者就容易出问题，当医生得胆大心细才行。

我们再看离破法的使用。离破，阴中阳病，阳中阴病，阴阳离合。

2 岁的小朋友，右尺沉，余弦数，舌尖红，夜卧不宁。右尺沉，是相火不足，舌尖红是心火不降。脉弦数，弦则为寒、为痛、为痰，数则为热、为虚。但是小朋友的数脉不是病，只有成人的急脉，才是真正生病了。所以这是阴阳的一个合局。治心火扰神用了竹叶、石膏，治右尺沉用了黑豆、山药，党参、生白术入土，茯苓、炙甘草治心，因为脉弦，所以用白芍泻肝。这用的是阴阳交媾的一个局，如果说右尺沉用正破法选桂附地黄汤，小朋友会先难受，等调一段时间才会舒服，所以我们选的是离破法，将阳降下去（图 13）。这样治完了以后，善后用桂附地黄丸。这种治法有什么好处呢？孩子吃上药就好了。他除了夜卧不宁，还抽搐，用这种治法，小朋友没有抽搐，睡眠也好了，一看舌尖红退到三分之二，就换用桂附地黄丸。

患者：何某，男，2 岁。			
症状：夜卧不宁，舌尖红。			
脉象：右尺沉，余弦数。			
处方：竹叶 2g	石膏 5g	党参 10g	生白术 10g
茯苓 5g	炙甘草 3g	白芍 8g	黑豆 15g
生龙骨 12g	生牡蛎 12g	生山药 10g	大枣 3 枚

图 13　离破

再看个病例，"男，37 岁，右关虚尺细，左关细弱"。

右关虚用什么？补中益气汤、四君子汤等。右尺也细，但不是沉细、沉迟，说明不是元阳不足，而是阳气不能潜降，左关细弱，弱和虚的区别是什么呢？沉而无力是弱，不沉而无力是虚。用六君子汤，然后加生谷芽、生麦芽，疏木扶土，加白英补中，生牡蛎滋阴潜阳，将火潜下去。基本上就是正破（图 14），就是哪有问题治哪。

患者：男，37 岁。

脉象：右关虚，尺细；左关细弱。

处方：陈皮 3g　　　清半夏 10g　　　党参 15g　　　生白术 10g
　　　茯苓 10g　　　炙甘草 10g　　　白英 20g　　　生谷芽 10g
　　　生麦芽 10g　　生牡蛎 30g

图 14　正破

下一个病例："齐某，女，经血淋漓不净，末次月经 7 月 25 日，量大，牙龈出血，右寸弦细，关虚细，尺沉细弱，左寸虚细，关虚细，尺沉细弱，归脾汤加减"。

这种病例在临床上很常见，大家只要看到整体脉细、弱，左寸心脉虚细，右关脾脉虚细，这就叫"二阳之病发心脾，有不得隐曲，女子不月，其传为风消，其传为息贲，死不治"，断定是心脾两虚、肝肾不足，就可以用黑归脾汤，就是在归脾汤的基础上加上熟地黄。但是临床往往出现这样的情况，我们被固定思维欺骗，如用归脾汤治崩漏效果挺好的，下次来了崩漏的，还用归脾汤，而不是按脉开方。

中医讲经验不错，但是仅凭经验也会出现失误。很多医家的经验确实可以借鉴、有用处，但是如果完全按照过去医家的经验来治病，我们会很踌躇、很疑惑，为什么他治病治得这么好，我就治不好？用他思路最关键的是诊断明确。张仲景之所以成为千古医圣，就是因为他的诊断思路。我有几个经验分享给大家，同时我也把怎么诊断告诉大家。我有几个创造，一个是黄连厚朴真武汤，这是看了《黄连·厚朴》电影而创造出来的，那时我正好碰到一位患者，脸红脖子粗，全身水肿，他是心衰，上不来气，咳嗽吐白痰，但是面赤唇红舌红，这不是戴阳，也不是虚阳外越，当时我就想到黄连、厚朴这两个药然后再加真武汤，用了特别好，后来也拿黄连厚朴真武汤治过很多人，如小姑娘脸红长痘，睡不着觉，但是腿冷、腰痛，身体下部是真武汤证，上部用黄连厚朴，这就是黄连厚朴真武汤证。还有一个创造，可以用来治疗"主妇手"，有的女同胞的手一按弹不起来，就用此方法。有一天一位患者找我，典型的主妇手，我一摸脉，右关右寸沉无力，左尺脉沉而细，左尺沉是肾阴不足，选六味地黄汤，右关右寸沉用补中益气汤，用了半月就好了。但是病例不算成功，患者一开始找我的时候，我说一个月能好，但是前半个月我治错了，一看手瘪，应该是血虚吧，就用当归饮子、十全大补汤，可一点效果都没有，患者来了说，半个月都过去了，还不行！我跟她说，没事儿，还有半个月呢，我仔细诊脉，忽然发现，她的脉就是这样，我也不用推理了，也不用学经验了，这就是六味地黄汤加上补中益气汤。我接着就想到，脾阳实四肢，补充完整的话，还有脾阴充四肢，四肢不能饱满的，一定是阴不足。所以我给她用了补中益气汤、六味地黄汤以后，半个月就好了。最后她还说，陈医生你太牛了，你说一个月能好，就真好了。我心里想，如果不是一开始辨证错误，吃半个月就能好。但是我们注意，如果脾脉沉滑、肾脉沉滑，那就不能用补中益气汤，要清热为主，清完热以后，然后再用滋养脾阴的方法。所以不能教条，也不能被经验主义害死。

我们再看最后一个病例。"赵某，男，47岁，右寸弦细，关郁大，尺弦硬，左寸弦细，关小弦，尺弦"。这人患有活动性肝炎、肝纤维化、肝硬化，白球比已经倒置了，脸黑，唇周也黑，下肢水肿，诊断是中医的"黑疸"。给他用药是郁金、红曲、旋覆花、生牡蛎、红茜草、丹参、茯苓、荷叶、代赭石、白英、赤芍、半夏曲、杏仁、生白术、木瓜、苏叶、炙甘草、泽泻、桃仁、黑丑、白丑。对于肝硬化病，有的人反映在右关，有的反映在左关。反映在右关上，从脾治，从痰从瘀来治；反映在左关上，从肝治，从瘀血、从气滞来治。如果是左关，会用到三棱、香附、莪术等，在右关，就要用红曲、郁金、半夏等。这病例中用了半夏曲、苏叶、木瓜、白术、泽泻、郁金、红曲、旋覆花，这都是从痰、瘀来治，又用桃仁、黑丑、白丑、丹参活血，右关郁，又是肝硬化,《伤寒论》上称为"肝着"，所用方子里用了旋覆花汤，右寸弦细、左寸弦细不作为病证，左关小弦（小脉是四面八方的小，细脉就是粗细的细），左尺弦、右尺弦硬，所以用木瓜、苏叶温下焦而化水，这时候为什么不用附子？右关郁大，是个实象，是痰象，附子是培火生土的，用上之后就像炼丹一样把痰炼成丹了。木瓜和苏叶是在鸡鸣散（槟榔、陈皮、木瓜、苏叶、桔梗、吴茱萸、生姜）里的，鸡鸣散可以治疗脚气病，腿肿，阴中阳病，症状比真武汤证轻。这里面我有个经验跟大家分享一下，郁金 15 克以上治脂肪肝有效果，另外五花五曲（红花、荷花、玫瑰花、茉莉花、桃花、红曲、半夏曲、神曲、建曲、沉香曲）对脂肪肝有效，不需要对证。患者复查了三次，转氨酶接近正常，肝炎的病毒从 10^5 降到 10^3 了，脸色也好看了，也能吃饭了。这用的就是离破法（图 15），就是各个击破，哪有问题治哪。

合破我就不讲了，针对病症比较乱，用一个方子可能就解决了，大家回去自己参悟。

以上主要分享了古脉法破瓦八法，有正破、反破、顺破、逆破、对破、离破、散破、合破等，另外破瓦八法还包括伤寒破瓦八法，以及针灸破瓦八法，一共二十四个法，以后有机会跟大家一一分享，我们在临床上多运用破瓦法，一定会有意想不到的效果。脉法破瓦八法主要是根据脉诊结果来指导治疗的，大家多思考多使用，肯定能学有所得。

患者：赵某，男，47岁。

脉象：右寸弦细，关郁大，尺弦硬，左寸弦细，关小弦，尺弦。

症状：脸黑，唇周黑，下肢水肿。

西医诊断：活动性肝炎、肝纤维化、肝硬化。

中医诊断：黑疸。

处方：郁金 15g   红曲 15g   旋覆花 30g   生牡蛎 30g
       红茜草 10g   丹参 20g   茯苓 15g   荷叶 10g
       代赭石 10g   白英 15g   赤芍 15g   半夏曲 15g
       杏仁 10g   生白术 10g   木瓜 20g   紫苏叶 10g
       炙甘草 10g   泽泻 15g   桃仁 10g   黑丑 1g
       白丑 1g

图 15　离破

乡村中医培训脉法讲座

　　大家好，很高兴跟大家分享一下我的中医经验，尤其是我在脉学研究方面的一些心得，大家都是临床一线的医生，直接面对患者，今天的讲座就以临床治疗为出发点，以实践治疗为主，理论内容相对少一些。

　　在讲脉法之前，我们一起来看几个医案，这几个都是我在北京的医案。先看第一个：某中年男性，给他诊脉后发现右脉结缓浊，右寸边弦，关略浊大，尺大实，左脉缓，左寸细涩，关小虚沉，尺弦细。脉结缓浊是说整个的右脉，脉缓是说整个的左脉，并且寸关尺都是要分部描述的，很多中医看病都是说整体脉象如何，真正看病一定要把寸关尺都分出来。当时我给患者诊完脉之后，告诉他心脏问题特别严重，已经是冠心病了，这和他的主观感觉一样，他自己感觉胸闷，有时候会痛、心慌。我们一点点分析他的脉，右寸边弦，"边脉"是一个新词，是指脉跳在右寸的边上，也就是接近桡骨一侧。脉的硬度要高于里面，这叫边弦，摸到脉，就直接跟患者说，你的颈椎有问题，压迫血管了，会出现脑供血不足。

右关略浊大，代表脂肪肝。浊脉是摸上去里面黏黏糊糊的，像有黄油在里面糊着，这叫浊脉，右关在传统脉法里面是脾脉，在形派脉法里定位的是肝脏，如果摸到右关脉浊大，是脂肪肝，如果左关脉浊大，是酒精肝。右尺大实，实脉包括瘀血实、水实、寒实，因为右尺属火，火郁则大，火郁到里面大了，然后实就说明里面水多，大而实定为下焦蓄水。脉结，就是节律上有停顿，如果有规律叫代，没规律叫结。

左脉缓，寸细涩，不是整体的细涩，是寸脉里面出现一个细涩，直接告诉是冠心病。关小虚沉，小说明肝气收缩，虚说明没有力，又沉下去，这就是木气不能升发。整体分析病情，最重的病是冠心病，其次有脑供血不足，还有脂肪肝、心动过缓、心律不齐、血脂高。治疗上选用瓜蒌薤白半夏汤、瓜蒌薤白桂枝汤、血府逐瘀汤、麻黄附子细辛汤的加减变化。这里面用到了葛根，主要针对冠心病，临床发现，有边脉的情况下用葛根，冠心病才有效果，没有边脉，用葛根没有任何意义。

另外，方中的红曲和郁金，对于脂肪肝的效果是非常好的，而且能治疗血脂过高，有很好的降脂、降浊、活血化瘀的效果。我是用脉对应方子这样看病的，首先是左寸脉细涩，就用黄芪、党参、血府逐瘀汤，来益气活血，再加上瓜蒌、薤白、半夏、桂枝。方子里的丹参、红曲、郁金、胆南星这是针对脂肪肝和血脂高的，而且能够抗心律失常。脉缓用麻黄附子细辛汤合生脉饮，这里没有用附子，是因为左寸细，左关也虚，左脉主督脉，又主血，左脉细了说明血少，血少就不要再用附子这样耗阴血的药，只用了麻黄和细辛。

二诊变成了右寸边弦，关浊大，尺弦大，左寸虚弦，偶有结脉，结就不是整体的结了，是在单部，关沉小，尺细弱。二诊的变化还是很明显的，尤其是心脏这一块，由细涩变成虚弦，右寸边弦还存在，还是用了葛根，右关浊大，照样用丹参、红曲、郁金，并且加重了红曲的用量，为什么加量呢？就是因为他右关变化不大。左寸虚弦偶结，结说明一定有不通的地方，还照样是瓜蒌、薤白、半夏、桂枝，然后血府逐瘀汤，其他的基本上没有什么变化。到第三诊的时候他基本上就好了，冠心病的症状基本上就没有了。

我们再看个病案：右脉斜飞、弦虚，单脉微细，斜飞脉是从列缺穴附近斜着往后边去，左寸边弦细弱，关沉弦，尺较沉细，舌红苔白厚，症状是多梦、心悸、胸痛、短气、腰膝痛、下肢酸软、颈椎病、偏头痛，说话多了就嗓子发哑，症状比较复杂，这种情况我们怎么分析他的脉？右脉是斜飞的，但是整体是弦虚的，单脉都是微细的，说明中气不足，这种患者来了以后大部分都是不说话就把手一伸，摸完右脉就可以说他是气虚，一般会有胸闷、短气。再看左脉，左寸边弦细弱，左寸还是有边弦，我们就知道他肯定有脑供血不足，而且左以候左，右以候右，故知是左边脑供血不足，如果说边弦里面有一个又细又快的感觉，就可以断定脑血流过速。

左关沉弦，沉则主里，弦则主寒，肝气太寒木气不升。尺较沉细，下元不足，肾阴亏损。患者总体是气虚，还有心火不足，木是寒的，生不了心火，所以心火就弱，木不足的原因是水不足，心脏病的原因是在于肾不足，所以治疗就是补气，然后补肾、活血、行痰。方子里用了黄芪、党参、沉香，沉香能纳气归肾，治这种短气、虚喘，将气纳入肾，然后再从肾升上来，方子里的当归、川芎、白术、赤芍，是血府逐瘀汤加减，用到葛根，跟刚才的原理是一样的。另外，天麻、黑豆和半夏、白术，合起来其实是半夏白术天麻汤加减，在治疗中风、头晕、脑供血不足方面，天麻必须得了黑豆，才能治疗麻木，天麻和黑豆配，再加蔓荆子，实际上治的是他的偏头痛，再加白芍、黄芪的配伍，这是李东垣的益气聪明汤，治中气不足的耳不聪目不明。

我多用益气聪明汤来治眼睛和耳朵的病。有一个老太太住在妇幼保健医院旁边，耳朵失聪好多年了，有天来找我治疗，我说给你治治试试吧，吃了七剂药之后，再跟她说话，就能听见了，但是当听神经已经萎缩了的情况下就不好治了。益气聪明汤里面用黄芪、党参是补气，通过蔓荆子清头目，使之宣降下来，然后用白芍从后边降下来，黄柏味苦能够坚肾，用葛根使它达于颈项，然后用白芍营养肌肉给缓解开，所以形成一个循环，使人的升降重新达到一个平衡。

二诊，右脉斜飞弦，左寸边弦（边，脉象的一种），关弦，尺细，和上次的对比，虚没有了，左寸边弦还是存在，左关也起来了，但是尺还是细的，这次基本上就是黄芪、党参、柴胡、当归、川芎、茯苓、赤芍、天麻，加了全虫、珍珠母、龙骨、牡蛎，更往下镇潜，其他的都变化不大。三诊，左寸边脉，关弦，尺细，右脉斜飞，舌红苔略厚，舌下静脉显，然后大便干、两日一次，其他的症状没有了，用药为黄芪、党参、沉香、火麻仁、瓜蒌、薤白、半夏、当归、龙骨、牡蛎、川芎、葛根、赤芍、白芍、白术、桃仁、红花、全虫、天麻、黑豆、怀牛膝、蔓荆子，还是益气聪明汤和血府逐瘀汤的化裁。

四诊的时候舌下静脉显，记忆力下降，大便正常，右脉弦细、斜飞、浮弦，左寸边弦细，关小弦，尺沉弦，脉变小说明又寒了，是因为我们用珍珠母一类的药了，重新开方，以温通为主，还是黄芪、党参、沉香、火麻仁、瓜蒌、葛根、赤芍、白芍、薤白、半夏、当归、川芎、百合、全虫、桔梗、柴胡，就是血府逐瘀汤为主，合益气聪明汤。下一诊基本上就没事了，只是小腹胀，大便有些不规律，右脉斜飞，左寸虚弦细，关小弦，尺沉弦，寸脉又虚了，我们就将黄芪的量加大，加到24克，党参加到15克，其他的就比较简单了，因为小腹胀、大便不规律，再加大腹皮来行气。最后又调了一次就完全正常了。

下面也是心脏不好的病案，患者心悸、口苦、咽干、痰多、半夜醒，脉象为右寸弦，关小弦，尺虚，左寸虚细，关郁，尺沉细，郁脉也是我们常用的一个脉象，是上下不通瘀堵住了，并且有浮象，郁就说明地方不通，并且脉书上讲"浮则为腑，沉则为脏"，就是摸脉轻取所得都是腑的病，沉取所得都是脏的病，现在左关脉郁起来了，就是胆的毛病，左寸脉又是虚细的，那么就定为胆心病，胆心病是前两年西医提出来的，胆可以影响到心脏，而我们中医说是胆火扰心，寸脉虚细是胆火郁住了，不能再向上走，不能够生心火。半夜醒，等一两个小时才能再睡着，这就是胆的毛病，选用小柴胡汤加夏枯草、合欢花、首乌藤、酸枣仁、茯神、百合、生龙骨、生牡蛎等。

小柴胡汤是治疗半表半里的，而他醒的时候也正好是半夜，夏枯草是夏天枯，半夏是夏天成熟，这两味药都是在夏天的半边，取阴阳之半，首乌藤是晚上开始生长、缠绕，合欢花也是这样的，是和日夜有关，这都不是取它们的功效，而是取阴阳交界的这种象，然后再加一些安神的药就可以了。过去治这种失眠都不用加酸枣仁、百合一类的，就小柴胡加夏枯草就有效果。心脏病的治疗我们就抓住关键，别看见心悸、心慌就补气，一定要抓住他的病机，他的病机是胆心病，我们就从胆心病来治。

从这三则医案可以看出我讲的脉法可以直接对应方剂、药物，这跟传统脉法是不一样的。下面我们再看一个病案来加深理解。张某，男，适逢盛暑，足大趾甲根内侧红肿热痛，触痛则剧，脉弦滑。我们看他的脉——弦滑，弦脉就是血管紧张度增加，弦是属于木的脉，属于肝胆；滑是热是痰。所以直接对应肝胆湿热，选用龙胆泻肝汤，数剂之后热痛即消。

诊脉需要分辨清楚脉象，怎么才能在寸、关、尺这方寸之地得出详细的脉诊信息呢？这就需要医生的心能够静下来，所以脉诊入门的第一课，我们不讲脉法，也不讲脉象，而是讲静坐。给大家分享个实例，有个人找我看病，摸完脉之后，我说你食道里面有个憩室，我怎么摸出来的呢？就是因为我心静。心静下来才能仔细体会脉中的细微变化，将脉的上下左右中都仔细探寻，在寸、关之间的连线旁有一个细微的突出，右寸可以定食道疾患。而左寸可以定冠心病，如果心不静是不能入细的。

《黄帝内经》上说"持脉之道，虚静为保"，只有越好地入静，才能越好地摸脉，否则摸脉不会特别的细致，像这种摸到食道憩室的情况，我们可以直接考虑用栀子豉汤。脉象对应方子其实很简单，关键是在摸脉上，摸脉不太容易，所以大家要知道，诊脉其实不是学的脉象，而是学的入静，入静的功夫越好，脉管在你心中的感觉就越大，最后变成一幅山水画。过去形容脉象，如洪脉，洪脉如涛拍拍然，说洪脉像浪涛，汹涌而来再慢慢退去，这其实就是古人在虚静的状态下看到脉象，所以说摸脉、诊脉，更确切的说法是看脉，就是看脉所反映出来的象，最后把它变成一幅画。只要有画，就用相应的方子来治疗。脉可以最直观的反映身体状态，脉为气血之先见，"气无形，动则可知，血如水，静则成冰"，气是没有形的，只要它动，通过脉跳，我们就能知道气的多少，知道气在哪儿多，在哪儿少，这是变化。血属阴，是有形的，血结了就变成冰，就变成涩脉，通过脉我们也能感知到。

高明的医生不仅能通过看脉得知人当下的病证，还可以知道病是怎么得的，得了之后的反应。这对古代的医生而言，不是很难的事，但现在我们连什么病都摸不出来，更别说病是怎么得的了。中医现在有些没落了，如果中医要再兴盛，靠的不是国家的扶持，而是我们医生自己要回到古人的状态，争取让自己达到大医的水平。

过去仅仅把脉分成寸、关、尺三部，我把每一部又进一步细化，按洛书分布分成了九宫。以右寸脉为例，9宫出现浮数，是急性风热咽痛，可选用银翘散；4、9宫出现一个小圆球，是慢性咽炎，同时有数或滑象，则说明咽炎是热性的，再加上脉沉就说明是郁火，选用半夏、升麻、玄参、桔梗、甘草；2、7、6宫脉细或者有个包是颈总动脉或椎体里面出现了斑块，导致脑血管有堵塞。另外，左寸及右寸可显示肺的问题，9、5、1这三宫的外侧显示气管的问题，如果脉是弦细的，说明是风寒性的气管炎，兼有咳嗽的话用麻黄汤，如果是弦细再加一个滑象，说明里面有痰，就用小青龙汤，如果是象限里面有个空泡，这就是肺空洞，如果还有硬结，就说明是肺结核钙化了，这时候用旋覆花汤合麦门冬汤，旋覆花汤可以温痰化结，尤其是旋覆花可以治阴性的实体增生，我现在治疗癌症，基本都是旋覆花为主，但如果是阳性的，就要用薏苡仁、冬瓜仁、桔梗之类的。

为什么要加麦门冬汤呢？举个例子，馒头放了三天，硬的没法吃了，怎么办？用水泡泡，就这么个简单的思想，用麦门冬汤就是为了把阴性的实物泡开，但是比例要控制好，要在大量的温性散结的方子里面，加一点点麦冬。

下面再给大家讲一个口传心授的窍门，窍门过去不传，因为我得来不容易，但是现在都不保守了。脉法要精准，定位就要准确，那么寸、关、尺怎么定位？过去我们都说是高骨定关脉，但有的人高骨靠近手腕，有的就远，有的人高骨长，有的人短，这样就没法精准定位，那么我的窍门是什么呢？在寸关脉之间用力按同时来回摸索，会感觉到一条凸起的棱线，这是一个骨性凸起，这凸起之上就是寸脉，之下就是关脉，脉经里面说寸、关之间谓之膈，关、尺之间谓之脐，膈是有实体的，在解剖上是存在的，但是肚脐这里没有一个横向的膜。因此，在脉上，寸、关之间有实体的骨性凸起，而关、尺之间则是一个较深的凹下，凹下不好摸到。这样在脉上我们就能准确定位。举个例子，如果寸、关、尺定位不准，在形派脉法中我们就无法准确定位肝脏，肝脉处在右关4、9、2、3、5、7宫，如果脉上显示肝象范围扩大了，那么实体的肝也是大了，如果脉是浊象就说明是脂肪肝，如果脉是硬象就说明是肝硬化，又浊又硬就说明是脂肪肝兼肝硬化了，过去叫肝着证，一般用旋覆花汤加上郁金、红曲、山楂、荷叶等。另外注意，肝没有病的时候，在脉上是摸不着的，人本身是一团气，如果没有病，脏腑脉不能偏见，有了病才能见到脉，胆也是这样的，如果右关脉肝象的下面，5、3宫摸到有一个细的像垂囊似的东西，这就是胆囊炎，如果在囊里面有一点点弦，这是结石，我有位老师，他能摸出结石的大小、形状，之前我也会摸，但是现在不摸了，因为这样太消耗心神，确定是胆结石，就可以用小柴胡汤加郁金、海金沙、金钱草等。

一心深入学习脉诊之后，容易陷入其中，只能看到枝枝叶叶，而看不到整个人体，因此我总结了一个脉诊的心法——论气化，百千脉象无非一气；论纲领，百千万人无非虚实；论脏腑，千丝万缕无非生克；论运动，变化多端无非升降出入。大道似简，真正的脉诊应有整体观，就是诊脉，无论怎么变化，其实都是人的一气在变化，是整体的变化趋势，纲领无非就是一个虚一个实，气血不足于某处，某处就虚，气血结聚于某处，某处就实，比如在脉上摸到一个包，无非是气血聚在这了，把它化开了，包就没了，就像是癌症，也是正常的气血形成的，结聚还是患者自己的气血，化开就正常了，化不开就死亡。说脏腑，无非就是生生克克，包括生我、我生、克我、我克，脏腑有了生克，就有了变化，这变化就是运动，就是升降出入，"升降出入，无器不有"。

外感疾病时间性的诊断，我有个心得：外感的一、二日是寸脉浮，三、四日是关脉浮，五、六日是尺脉浮，从第七日开始，整体的脉开始下沉，也就是说用一点点力才能摸到浮脉，随着日子的加深，浮脉就越来越往下。与《伤寒论》相结合，就是第一、二天受风会轻微有点症状，有点鼻塞，到三、四天就开始出现发热、头痛等，因为第一、二天只是寒邪束表，这是太阳中的太阳，两天以后，毛孔一直被束紧，人体正常的热出不来了，是太阳里面的阳明，也就是说还是个太阳病，但是太阳里面有阳明出现，是由于表邪被寒所束，人体之热散不出去，热壅于肌肉。人体里气充实的时候，会有规律，如果里气不实，根本不会出现规律，他的脉直接就沉了，就直接得少阴病，由于是少阴体质，第一天脉沉紧，这时候直接就用麻黄附子细辛汤。

《伤寒论》第十二条提到"阳浮而阴弱，阳浮者热自发，阴弱者汗自出，啬啬恶寒，淅淅恶风，翕翕发热，鼻鸣干呕"，注意阳浮而阴弱就不能用麻黄汤，如果用麻黄汤发散，就会影响患者的寿命。有位沈医生，跟诊他父亲五年之后，他父亲允许他独立看病，有次他看完病之后，把开的麻黄汤的方子给他父亲看，说："爸爸，你看看，我开的方子对不对？"其实他是在邀功，因为患者吃完方子已经好了，可是他父亲看完之后非常愤怒，"你觉得你行，你方子开出来，患者至少少活两年！"

《伤寒论》写得非常清楚，阳浮而阴弱就不用纯发散的药，阴精所奉者寿，阴一伤，就减寿。桂枝汤很好地解决了问题，桂枝味辛，芍药味酸，甘草为甘味，桂枝炙甘草配伍则辛甘合化为阳气，芍药甘草配伍则酸甘化阴液，所以桂枝汤可化阳气而取阳升，将阳浮赶出去，化阴气而养阴弱。所以仲景为什么称为"医圣"？人家方子开出来，都是气化神方，可以直接对应脉象。再讲深一点，就是桂枝入甲木，芍药入乙木，炙甘草入己土，生姜入戊土，用的是天干地支的合化，具体而言就是东方甲乙木和中央戊己土，这样就一出一入、一升一降，这就是桂枝汤的原理。另外，大家研究《伤寒论》，一定要研究药物的用量，桂枝汤里面桂枝用多少？三两。芍药用多少？三两。取天三生木之意，这两味药是甲乙木，这是取天地生成河洛数，河图有言"天一生水，地六成之，地二生火，天七成之，天三生木，地八成之，地四生金，天九成之，天五生土，地十成之"。那么什么时候用生数，什么时候用成数呢？补的时候用生数，泄的时候用成数，剂量对应的是术数。

再看个病例，一个感冒发热的小朋友，已经七八天以上了。当时我一诊脉，脉浮下反而弦，右关略洪，浮下是浮更往下一点，还是浮脉，我当时给他家人讲，叫三阳合病，脉浮则为太阳，脉弦则为少阳，脉洪则为阳明，六经本脉里面写得很清楚，太阳其脉浮，少阳其脉弦，阳明其脉洪或者大，这就是三阳脉。我就问大便几天没解了，说大便已经四天没解了，我又问有头痛吧，头痛，然后直接给他开方子，小柴胡汤加石膏、羌活，小柴胡汤针对少阳，石膏针对阳明，羌活针对的是太阳，一剂药下去好了。

《伤寒论》言三阳合病，治在少阳。另外，太阳经往下走，不传阳明就传少阳，整体脉是弦的，只有右关脉是洪的，所以整体没有传入阳明。所以为什么用这个方子？就是从脉上来判断的。另外牵扯到病的传变，《黄帝内经》里面有一个理论，后来被一位医家研究出来形成了独家的秘法用来治疟证，在《黄帝内经》里面讲"疟，日下一节"，怎么个日下一节？实际是疟从风府进入人体，一天往下一节。这位医家就问患者，你病多长时间了？得了十天了。好，就从后脑勺往下数十节，然后一根针扎下去，放血，病马上就好，就是说疟证，天天不好，这位医家一针就好，就是根据病的传变来治疗。

如果说是外感风寒，首先犯的是阳卫，从寸到尺逐日下移，等全身布满寒气，脉开始从浮层往里层走，脉浮是太阳中的太阳，凡太阳之脉有火象是太阳中的阳明，凡太阳之脉有似缓似弦是太阳中的少阳，这就是六经风寒的传变，就是升降出入。明白气化之后，很多病就是要出之就出，要入之就入，而不是用药物的功效，这即知气化则明阴阳。如果知道了气化，就明白了阴阳，阴阳简单吗？不简单。天干地支五行分阴阳，最后都归到阴阳，甲木是阳木，己土是阴土，木本来是克土的，但是甲木克的是阳土，如果阴土来了，不但不制约，还合化，甲木生己土，所以甲己合化化生土气，乙庚合化化生金气，这种合化都是阴阳五行之间的合化，知道了气化，就明白了怎么用阴怎么用阳，明白了虚实，就知道虚则补之实则泻之。

脉法里面既包括阴阳脉法，又包括五行脉法。阴阳脉法就是左边属于阴血，右边属于阳气，上边是阳，下边是阴，《伤寒论》里面说的"阳浮而阴弱"，包括两层概念，不光是尺脉弱寸脉浮，还有轻取浮按下去没有力，一摸脉浮，一定要再往下按，按下去是细弱。这种情况下不能用麻黄汤，如果脉浮取紧，按之无，又不是桂枝汤证，这种情况可选用李东垣创的麻黄芍药人参汤。如果脉向上浮的太厉害，也就是升之太过,《黄帝内经》里面说到"脉促上击者,肩背痛也"。过去说促脉数而一止,不对。促脉是脉象感觉上的上冲而不是至数,此处是指三部脉往寸部冲击,全往寸冲,冲到边脉,还特别硬,就是肩周炎。肩周炎原理就是风寒痹阻。痹阻了之后脉气走不动,经络之气就使劲冲,这时候叫促上击。

引申而言,现在大部分的高血压都是因为风寒痹阻,阻于颈背部的太阳经上。现在气都往上冲,接着血冲上来,脑部也就被冲地发涨,最后血压也高,但是现在大部分医生是一味地往下压,这是解决不了问题的,这是逆反身体的规律。气血上冲的原因是想用气把太阳经给通开,而我们要解决的问题就是把痹阻通开,血压自己就下来了,所以我们现在治疗高血压,大部分会用到羌活、葛根、白芍、桂枝、麻黄。我们固有的思维是血压高就一定是肝阳上亢,一定是肝风内动,而不去想病的原因,他有原理,我们就大胆地用川芎、羌活、葛根、防风等。《伤寒杂病论》里面还有一个桂枝芍药知母汤,为什么可以治疗风湿病?人患风湿热,有热就不能用桂枝吗?我过去研究中医外科,有一个小朋友,背后长了一大块疮,就是收不住口,后来我给他用了活血法,其实原理特别简单,把血液循环一改善,气血流通了,逐渐就收口了。转变我们固有的观念才能治好别人治不好的病,我们不能有所知障。

　　过去大部分人研究脉诊都是在研究脉象，而对于脉诊如何应用临床缺少指导思路，这就需要借助古中医脉学八论，这是我根据古人、老师及其个人体会而总结出来的。大家都是临床一线的医生，希望大家不要把所学内容停留在理论阶段，要更多地应用于临床，更多地解除人民疾苦。

《皇汉医学》脉应及诊脉法

　　西医之诊脉，虽偶遇微弱之脉状时施行樟脑（Camphor）注射，以诊脉定疗法，非全无之。然多以之供断病名预后之参考而已，于诊脉与治法间不可分之关系，不知也，岂不生轻视之弊乎？反之，中医诊脉为仅次于诊腹之重要诊断法，且负有指示治法之任务。如东洞翁之言曰："多数之疾病，根源于腹部。"则诊腹之重要不俟辨矣。然依病证之种类，有与腹部毫无关系而专现其征候于脉象者矣。又病虽根源于腹部而现腹证时，欲决其为虚、为实、为阴、为阳，仍必须参照脉应。例如脉浮为表病之征，必当处以发表。然浮而弱时则当用桂枝汤，浮而紧时则当用麻黄汤矣。此乃不依腹证，专凭脉应以决其治法者也。脉沉为里病之候，则宜随腹证而定其治法。然沉而实时则处以下剂；若沉而微、弱、细、小时则当处以人参、干姜、附子等之温热剂矣。此乃对照腹证与脉应，然后断其疗法也。故桂枝证者，属阳证而表虚也；麻黄证者，属阳证之表实也。下剂证，属阳证之里实也；人参、干姜、附子等证者，属阴证之里虚也。如是，脉应及诊脉法与断证疗法极有密切关系。自古以来，名医辈出，极力研究，然后完成此脉学。然脉原富于敏感性，即于平常无病之时，精神若稍有感动则脉立呈变动矣，况于疾病之时，更加种种影响，其变化更复杂矣。故欲求诊脉之无误，须有多年熟练之经验，否则必不能达到以脉诊病之目的也。大凡不论何学问，总须由经验锻炼而成。若直觉力不发达，必不能深入研究技术。诊脉亦然，不能全由书中觅得，当就临床中研究而得之。然对于初学者，不得不示其定型，以为学习之端绪，故自《脉学辑要》中之最要者略加解说，以供参考。

讲解：以上这段，讲了这么几个问题。第一，是西医运用樟脑注射，这是一个强心剂，运用注射也是看见微弱的脉。因为当时条件下，西医也是看脉搏跳动的力量来决定是否用强心剂。西医以诊脉定疗法，不是一点都没有，也有。但是和治法的关系不大，尤其是不能有像中医似的这种精确的和治法相互有密切的必然关系的这种作用。第二，说中医诊脉，仅次于诊腹。但是还具有指示治法的任务。但是如果你要判断他是虚证还是实证，是阴还是阳，还是必须参照脉。《皇汉医学》告诉我们，脉诊和腹诊其实具有同等的重要性。第三，是做了多个举例，第一个举例说脉浮是表证，必然要用发表药了。但是如果脉浮是弱，或者是浮而软，浮而缓，浮而松的是桂枝汤，桂枝汤是一个表虚。如果是浮而紧的呢，那是麻黄汤，这是个表证。这里说的是不以腹证，但以脉证来判断区分。后边又说，如果是脉沉，脉沉是里病吗？但是要随腹证定治法，脉沉实，就是脉沉有力，这时候要用下法，这怎么用下法呢？就看腹诊的部位，你在两胁，那这是少阳了，你在少腹，那是用下部的下法，你在小腹，可能是下瘀血汤，可能是桃核承气汤等。如果说沉而微弱没有力气就要用温热药来兴奋阳气。我们在这一条的举例里边看到作者是以有力和无力，来判断所适用的方法，就是参照腹证和脉相应的这种情况来决定治疗方法。第四，说明脉诊具有易被干扰性，这来源于他的敏感性，你如果稍微有点情志变动、饮食、运动等。这些都会对脉产生一定的影响。所以临床就需要我们具有熟练的经验，才能够排除脉诊当中所有的这种干扰因素，从而得出一个真实的脉诊情况，还是要多诊，多诊才能够认清楚脉，你就是书本学的再好，如果没有大量的这种诊脉的经验，就不会特别的准确。下边说，如果直觉力不发达，并不能深入研究，直觉力就是感应能力，你的感觉、感官的能力。所以诊脉不能全由书中觅，他不是从书上学的，你书上学的再好，你没有大量的去实操的话，还是有问题的。

朱奉议曰：凡初下指之先，以中指端按关位。关者，适当掌后之高骨也。乃齐下前、后二指，谓之三部之脉。前指为寸口，后指为尺部。若人臂长，乃疏下指，臂短则密下之。

求真按：先以中指端按高骨，即桡骨结节部也，次下食指及无名指，为寸、关、尺三部之脉。适当中指端者为关位，常食指者为寸口，当无名指者为尺部也。

讲解：以上这一段讲的是定位法，没有什么难点。咱们如果不会定位，可以自己找找资料，这就是先按定关，会定关了以后，把食指和无名指分布到三部，这里有几个难点是关键。关键就是定关部。因为是这种线上的讲解，没有办法像现场一样给你一个指导。

徐春甫曰：脉有三部，曰寸，曰关，曰尺。寸法乎天，关法乎人，尺法乎地也。寸部主上以候胸、心、肺、咽喉、头目之疾；关部主中，以候胸膈以下至于小腹之疾，脾、胃、肝、胆皆在于也；尺部候下，自少腹、腰、肾、膝、足也，大肠小肠膀胱皆在下也。

求真按：此为《十八》三部上、中、下诊候之法也。（中略）今诊病者上部之病则见于寸口，中部之病则见于关上，下部之病则见于尺中，此为最明确之事实。春前之言，信不诞也。

讲解：以上这一段讲述的是分三焦定部位，寸、关、尺，寸主膈以上，然后涉咽及喉。咽和喉在寸部到上边这一块，我们的咽喉，在紧贴着寸的上边的部位，包括甲状腺也在此部位。至于怎么摸出，实际上你还得再细细的学。因为要分很多层次。在刚开始学脉法的肯定不能学这么精细，就适合于看浮、沉、迟、数、大、小这一类的。逐渐地到精细起来，这里边会有很精细的一些内容。三部是三焦，也是三才，天、地、人也是三才，上部候天，心肺在上，中部候人，肝、胆、脾、胃、胰，都在中。下部法地，地就是肚脐以下，寸部候胸、心、肺、咽、喉、头目之疾；关部候胸膈以下至小腹之疾，小腹也就是肚脐部位；尺部候脐以下，腿脚都在尺部以下，就是一个基本的定位法（图16）。

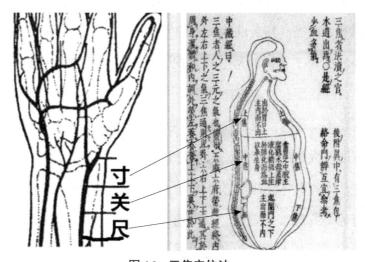

图16　三焦定位法

吴山甫曰：东垣所著之《此事难知》中云：脉贵有神、有力也，虽六数、七极、三迟、二败犹生，此可谓得诊家精一之矣。（中略）脉之来，以有力为阳证，沉微无力为阴证。（中略）浮而有力为风，无力为虚；沉而有力为积，无力为

气；退而有力为痛，无力为冷；数而有力为热，无力为疮，各于其部见之。(下略)

讲解： 以上吴山甫讲："东垣所著之《此事难知》(实为王好古著）中云：脉贵有神、有力也……"我看刚才有人问说"神"究竟是啥，脉贵有神、有胃、有根，对吧？"根"指的是两种情况，一个是指的尺脉，二是沉取有。"胃"指的是至数和缓，那么和缓有的说是慢、是比较充盈、和缓、柔和。那么"神"，我们看它肯定和脉的节律性，脉的规律性有关系。如它的节律，像七疾三迟，这一类，其实它属于是至数，神呢，其实讲的就是神气的变动。我个人的理解胃、神、根这三者说的是三种情况，一个就是说它的至数不混乱，这就是有神。还有就是有"胃"，就是脉柔和而不刚强。凡是不柔和的，像真脏脉，真脏脉大部分都是失去了"胃"，可能至数是没有问题，但是失去了"胃"。"根"就是人的底气，人的本身所具有的阴和阳。具有三者是很好的脉，就是起码是好脉、好现象。其中有缺一者，有缺二者，如果有缺三者，基本上就很难治。是我个人的理解，和大家一起商榷。

"以有力为阳证，沉微无力为阴证。"是我们学习经方和皇汉医学中一个重要的点，"浮而有力为风"，不是说只要符合浮而有力就肯定是风，这里给我们的讲解，是一个举例。"有力为风，无力为虚"，这究竟是怎么回事呢？这时候有力无力皆是以沉取为判断。有力不是说浮取有力，而是沉取，按下去有力。这时候肯定是风寒表证。如果是浮按下去无力，那么这是个虚证，哪怕是他仅有感冒，那他也是一个虚人。"沉而有力为积"。内实了嘛，所以有力无力，指的是以沉取有力。那么沉而有力，这是内实，沉主里嘛。所以就是里边有积滞，关于积滞不一定是积食，他可能积别的，如积饮、痰、便、寒、热（火郁）。无力为气，沉而无力，这是气虚，气就是阳。"迟而有力为痛"，就是一个寒郁的问题，寒郁有力是攻痛，有力就是攻击有力，又迟，是寒了。这种情况下还会痛。迟而没有力，这是一个纯阳虚，是真的阳虚的，那么痛。关键是他的原因是什么呢？他沉而有力疼痛，沉而无力是阳虚，阳虚有寒冷，他会不会痛呢？也会，但是痛比"沉而有力"的这种痛，要轻。"数而有力为热"，数而有力，这就是实热，"数而无力为疮"大家容易误解，就是一个人的脉摸着快，但是没有力气，这就是疮吗？未必，这时候判断是从什么看的，疮指的是消耗性疾病。因为过去疽生的疮以后，消烁人的气血，所以虽然是数，是一个热，但是无力了，是气血被消耗的一个表现。所以我们不能够用他来直接推导数而无力就是有疮，这是不对的。

滑伯仁曰：察脉者须识上、下、来、去、至、止六字，此六字不明则不能别阴阳虚实。上者为阳，来者为阳，至者为阳；下者为阴，去者为阴，止者为阴。上者，自尺部上于寸口也；下者，自寸口下于尺部也；来者，自骨肉之间出于皮肤之际；去者，自皮肤之际还于骨肉之间。

答　疑

问："迟而有力为痛，无力为冷"，理解为身上有痛又怕冷吗？

答：不是。说的是有力的情况下，痛。迟可以是热引起来的，也可以是寒引起来。有力是攻逐而有力。这时候痛要剧烈一些。无力是冷，阳虚不一定痛，但是肯定冷，所以说是这样去理解。

问：是否存在患者是虚证，但脉象为实脉的情况？

答：虚证患者在正常情况下的脉，一般不会表现为实脉。大实有赢状的人，看上去是一个很虚的人，但是他的脉是实脉。其实，这样的虚证能够得到缓解。像真正的虚人脉特别有力的，一般的就是将死之人，因为"久病逢之却可惊"，像这种虚而无力、浮、弦急、弹石，那么，其实都是一些危重将决的人。所以你说的这种情况，虚证的患者，见到了实脉的情况，肯定是一个真实假虚人。

问："数而有力为热，无力为疮"，疮范围指的是？痛极包括吗？上下来去至止怎么在实际操作上理解出来？

答：好，我们再看滑伯仁的六个字。"上"就是指的由尺到寸的这么一个方向，"下"为由寸到尺。"来"是由里及表，就是从骨头往皮肤方向；从皮肤回去，这叫去。"至、止"至于哪，止于哪，是要在脉上去仔细辨别。在这里说这是六字，我们又称之为六字真言。上下来去至止是讲的阴阳虚实，他代表的上下表里，代表着人的上下表里。"至"和"止"，一直以来，都有各种的说法。他本身对"至""止"，也没做过多的讲解，要知道"至"和"止"的真实含义就要去理解"至"与"不至"。假定寸口脉不上关，就是尺脉不上关，叫"不至"。这种观察阴阳来去的停顿问题，就是尺脉有，但到不了关，或者关脉有，但到不了寸，这就是"不至"。那么"止"于哪呢，"至"就是来了，"止"就是没来，就是"不至"，那么寸至寸上，就是上鱼际了，就是太过。那么脉止于关部而不上寸，叫"止"，是一种解读方法。当然还有其他的说法。因为在这6个字里边唯一搞不清楚的就是"至"和"止"。还有一种说的是至数，至数，能够正常的来，这叫至。如果有停顿这叫止，我认为不太切合于六字真言的地位，因为毕竟节律不正常的人还是少数。在平常用的话，他可能也没有太大的用处。所以你看他下边解读上者就是从尺到寸，下者就是从寸到尺，那么来是从骨头到皮肤，去是从皮肤到骨头。就把表里上下给搞清楚了，表里上下有淤堵的地方，导致他不能够正常的"至"和"止"。这时候我们就理解哪里有了问题。如只有一个地方特别突出，只有一个地方特别陷下，这都是"至"概念里面的。有重症的患者而脉却大而有力者。这时候我们要知道，脉贵相应，就是重病虚了很久，却有个大而有力的脉，是一个坏的现象。就是肯定有的人就是快死了，有的是因为他实际上是大实有羸状。比如他是一个真正的特别实的一个病，却表现出一个虚损的征象来。

陈远公曰：诊脉者当看其有神、无神，此诚秘诀也。然有神无神，何以别之？非论浮、沉、迟、数、涩、滑、大、小之各脉，若指下按之有条理秩然，先后不乱者，此为有神之至也；若指下按之充然有力者，有神之次也；其余指下按之微微鼓动者，亦为有神也。倘按之而散乱者，或有或无者，或来有力而去无力者，或轻按之则有而重按则绝者，或时续而时断者，或欲续而不能者，或欲接而不得者，或沉细之中有依稀之状者，或洪大之中忽有飘渺之形者，皆是无神之脉也。脉至无神即为可畏，宜用大补之剂以急救之。倘因循等待则交为死脉，而后救之，亦已晚矣。

讲解：以上这段陈远公所说，解答了刚才说有"神"的问题，他说的就是和我们刚才解读是一样的，说的是至数井然，条理秩然，有秩序，先后不乱。"若指下按之充然有力者，有神之次也"，是有力，其实有力的说的是柔和有力，说的是有"胃"。"其余指下按之微微鼓动者，亦为有神也"，我们就没必要特别理解说微微鼓动，我们的血管还具有弹性，心脏还有输出，就是有神。我认为就是以秩序井然或者条理秩然，为有神的一个标准。这代表了人的神机没有错乱，如果按之而散乱者，或有或无，或来有力而去无力，这不叫有神。无神之脉，或有力，或无力，或快，或慢，或迟钝，或停顿，或有速至等。神的问题，陈远公先生在这里说的几种情况，我认为比较合理的是第一种情况，后边像来有力去无力，来无力去有力，都不在神的层面，都在气的层面。我们也可以把脉贵有神、有胃、有根，理解为他实际上指的就是精、气、神三者，有精就是有根，有气就是有胃，有神就是有神。所以我们可以把所谓的脉贵有神、有胃、有根，理解成精、气、神三者在脉上的表现，这样就比较容易记忆，也能够清晰明了。理解他为什么要重视这三点。因为精、气、神者，人之根本也。在这里呢，不妨要说一种情况，有脉至散乱，经年累至数十年者，像现在房颤或者是部分心律失常的患者，的确可以活很久，或者说活到正常的死亡时间，正常的寿命。这是什么情况呢，我们都说了没有神，他为什么还可以呢？我个人经过临床观察和实际思考，我总结四个字——此可代也，就是可代替，西医叫代偿。我们也可以理解成什么呢？就是虽然他的神有一部分的损伤，但是他的精和气没有问题，仍然可以代偿。这样就导致他可以活到正常的寿命。以上这一段，大概就说了这些问题。

汪石山曰：（上略）夫《脉经》一书，拳拳示人以诊法，而开卷入手，即言观形察色，彼此互参，可以决生死。望、闻、问、切，医者不可缺一，岂可偏废耶？

讲解：以上这一段，汪石山引的《脉经》语，因为咱们现在学脉法，很多人都不看《脉经》了。但实际上《脉经》的确可以称之为经，《脉经》开卷，先言"观形察色"，然后才逐渐讲到脉诊。那么我对汪石山这句话的评价叫中肯之语，就是他没有偏颇。像望闻问切，我们实际上都应该学，学中医的都知道，我们是四诊合参。但是现在能四诊合参的中医已经非常少了，包括切诊。你看切诊咱们只有脉了，然后就是说腹诊，实际上他可以全身诊，像《伤寒论》上所说的，如甘草附子汤"近之则痛剧"，肯定是患者说按我这里痛，我关节痛。医生说哪里痛，我看看摸摸，他不让摸，或者是一摸他得"嗷嗷"叫，这就叫"近之则痛剧"，他肯定是有一个切的过程。我们临床总结有太阳人，他是太阳经部位，肌肉比较雄厚，然后毛发比较多，和太阳的生理特点无关。我们要诊断颈项部位，肌肉，或者是说有富贵包，脖子后边有赘肉，然后肩背比较雄厚。这一类，往往是太阳人，尤其是眉毛浓，这样的人，可以看他就是太阳人。我们有些体质，如温胆汤体质，他基本上有个很典型的特点，就是他的两腮下垂，就是脸颊往下垂，就是温胆汤体质，也可以称之为温胆汤面貌。其实体质在望诊中，就是我们中医里有很多丰富的内容，包括说阴阳二十五人，也是一个很重要的望诊。我们现在逐渐在临床总结，会有很多各种各样的体质。刚才我们讲的太阳体质、少阳体质、温胆汤面貌等，各种各样的体质、面貌、状态的人。实际上也属于望诊这一个范围。像闻诊，我们现在所说的闻诊就是听声音，但是听声音，就是好像失去了很多内容。我们讲的听五音，还有声调。五音是角、徵、宫、商、羽。他的一句话里边有不同的声调，每个人说话的方式，断句的重点，听众所落之处都不相同。一句话说下来，每一个人的这种声音的表现，其实也是我们可以体会的。角、徵、宫、商、羽，可以变为7调，甚至于 12 调，还有说声音的传导，也是门诊的内容。患者胸部一旦有疾病，他的声音在胸部会形成一个实体的共振，传导就会出现问题。问诊大家都觉得是十问歌，实际上问诊还是非常的精妙，这些东西有不同的问法，里边也有很多内容，我们不做过多的延伸。

切诊包括脉诊，所以说汪石山这一句话，我评价为中肯之语，也是我们中医重新恢复本来面貌的一个重要内容。我们现在有人过分强调脉诊，而有人反对脉诊，过分强调问诊，只有问诊，没有切诊，没有闻诊，没有望诊，都是问题所在。西医也有很多望诊的内容，像满月脸、水牛背，就是一个肾上腺皮质激素患者，典型的体征及体貌特点。我们中医为什么把这些东西都丢了呢？实际上应该更多地去研究这些。

答　疑

问：老师，如果一位患者重病虚极，反倒脉大，阴阳即将离决，大实有羸状，是实证导致的患者生病吗？这种脉应该判断是实脉吗？还是虚脉假象为实脉？

答：问题就是"一位患者虚极，反倒脉大"，脉大为劳，但是要看有力无力，如果是大实、脉大而有力，重病者，其实就是大实有赢状。他是因为里边有实邪导致的。患者你要看他虚到什么程度，他虚到马上就要死那种状态，虽然是大实，你也要回他的阳。这种情况咱们现在的中医很少见到了，因为这样的一般都在 ICU 里边了，像这种脉只判断是实脉，肯定是实脉，大实有力的脉。所以，应该以脉有力无力来判断虚实，患者仅仅是脉大，但是是大劳，是劳极之脉，是阳气即将脱散的这种情况。

董西园曰：老者气血已衰，脉宜衰弱，过旺则病矣。若脉盛而不躁，使饭如常者，此为禀赋之厚，寿之征也；若强盛而躁疾则为孤阳。少壮者脉宜充实，弱则多病，当其气血日盈之时而得此脉，故谓之不足；若脉体细小和缓，三部相等者，此禀之静而养之定也；惟细而动急者则不吉。故执脉审证者，一成之矩也；随人变通者，圆机之义也。肥盛之人，气盛于外而肌肉丰厚，则其脉多洪而沉也；瘦小之人，气急于中而肌肉浅薄，则其脉多数而浮也。酒后之脉必数；食后之脉常洪；远行之脉必疾；久饥之脉必空也。孩提襁褓之脉，数者为常。

讲解：以上这一段还是非常有意义的。我们总结这一段说明的一个道理，就是"脉贵相应"这四个字，总体来说这一段主要是阐述"脉贵相应"。里边提到"故执脉审证者，一成之矩也"，但是"随人变通者，圆机之义也"。所以中医是一个圆机活法的学问，他不是死的。浮脉主表，认为浮脉一定是表证，这就是死学。圆机活法呢，就是还要分辨浮脉什么情况下主表？这就叫圆机活法。

徐春甫曰：无脉之候，原因不一。久病无脉，气绝者死；暴病无脉，气郁者治。

求真按　久病无脉人事不省者，为体力脱尽，无论反复注射樟脑制剂亦无效；暴病之无脉人事不省者，病毒郁积之故也，以汗、吐驱逐病毒可治，非注射樟脑制剂所得而治也。

讲解：以上讲解了无脉之候，那么徐春甫说"无脉之候，原因不一。久病无脉，气绝者死；暴病无脉，气郁者治。"这里边就是讲到无脉的两种情况，"久病无脉，气绝者死"，是因为他病而导致无脉；"暴病无脉，气郁者治"，是因为暴病而忽然间无脉。像生气了，气绝了，摸不到脉，是气郁到里边了。这种情况下是可治的。还有一种叫无脉症，相当于西医的大动脉炎。在中医治，也是比较费劲的一个病，也不简单。那么"久病无脉人事不省者，为体力脱尽"，其实就是说阳气已经脱尽了，无论怎么反复注射樟脑制剂，无论你怎么反复给他强心，他也没有什么效果。"暴病之无脉人事不省者，病毒郁积之故也"，就是一个郁闭的问题。这种情况下，以汗吐放血等方法是可以治疗的，而用樟脑制剂治不了。在这里我们要说一下，像高血压，高血压的脉一定是有力的吗？非也。高血压脉沉而无力，往往常见于或寒或饮，困遏阳气于内，而阳气又微弱，不得上而欲上，这样导致血压虽然高，但是脉沉无力，这种情况要注意。西医叫周围毛细血管痉挛，可以说是周围动脉痉挛。这样的情况下导致脉搏无力，沉微，不能当作阳虚之病，这是一个痹证，也就是和上面所说的"暴病无脉"类似。

答　疑

问：老师，"至""止"不明白。

答：关于"至""止"，这只是我个人的体会和理解，可能众医家有不同的解释，咱们以后还可以商榷。

问：请问老师，"若强盛而躁疾，则为孤阳"，孤阳是阴亏吗？

答：那肯定的，人老了以后精血已衰，这时候他有个前提就是老者。"盛疾"全是阳的表现，老人气血衰了，如果还表现出这样一个脉，这叫孤阳，就是只有气没有血。前提是老者，如果是年幼的小孩，就不能称之为孤阳。

问：老师，很多运动员心率慢，脉象是很缓的，在中医看来是什么原因呢？是好是坏呢？

答：这是缓而有力，代表心泵血充盈。运动员因为他运动比较多，他的血脉比较张开，气道自然舒缓，所以他的气就慢，这就是他脉跳慢的一个原因。像养尊处优的人，活动少，血液的循环就慢，则气道就窄，他就跳得快。换句话说，你不怎么动你的血液流动慢，你要保证氧气的供应，那你的心率就要做增加，你运动多，你的血流量快，心率就不需要跳那么多，来保证供氧。

问：老师，迟脉是寒瘀，但后来又有人说，热寒都迟，我不太理解。

答：要看兼脉，迟脉是寒瘀，也就是迟而有力为痛，这时候他是一个寒瘀攻痛。如果是热，也可以痛，不是热寒都迟，热也可以痛。迟脉的情况下有的是热，你怎么理解呢，好比人在沼泽地里，走路肯定慢，患者肯定还有别的兼脉，不仅仅是迟脉。

问：老师，接续至和止的问题。就是说平人脉在每一部都应该是满的，三部首尾相连么？不是三部，寸尺不能相连？

答：对，正常人的三部脉都是一样的，或者是遵从正常的本部位的生理下常脉。比如左寸脉是心，心属火，他应该偏大；右寸脉是肺，肺是金，他应该偏毛。尺脉只是略沉，他只是"略"，略微遵从他自己的特点，是正常的生理特点。三部脉都应该有，有上部有，下部没有的，有下部有，上部没有的，有关部有，寸和尺没有的，就是"至"和"止"的问题。为什么停，是关部有力，寸尺都没有，就是关部气血瘀滞在中间了。中间是什么呀，中间不就是枢轴吗？轴出现问题了，上边是阳，下边是阴，阴阳之间是为轴，这轴出问题了。这时候就注意调他的轴，调他的枢机，使阴阳自然就出现恢复的状态。还有上部没有，下部有，这是不升，就是上下的问题，那么止于哪儿了，可能止到关上，可能止于关下，就要看问题所在。然后结合腹诊，关不是膈肌到肚脐这一段吗？如果是关上，就是膈以上部位。如果是关以下，可能是胃，可能是胁下有堵，以左右手的脉分出左右来。这样来看堵到哪里，对证去治疗就对了。

上下和至止的区别在于，上下皆是正常的脉，然后有不上的有不下的。至止就是在至止的部位出现变化。一个地方有虚有实，有瘀结，而不能至止，不能至或者不能止，那么这样的情况，一定是有东西在那儿堵着了。

问：陈老师，关于脉的位置请教您，关脉一定是在腕后高骨处是吗？比如，我是一个小个子，给一个大个子摸脉，关的位置还是在腕后高骨吗？

答：嗯，你是一个小个子给一个大个子摸脉，就是你三个手指要分开，因为他长得比较高嘛，你比较瘦小，就是三个手指要分开。腕后高骨这是以患者来定，不是以你来定。肯定关在腕后高骨（图17）。

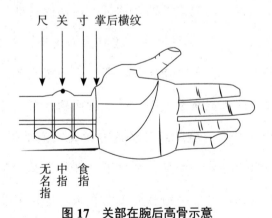

图17 关部在腕后高骨示意

这位同学说的确实是掌后高骨是不能完全定关的。我们有一个找关的关键点，我们不是定的你看到高骨。你们看我手掌后高骨，怎么说呢，肯定是完全不在关上。反正最高的地方，好像跑尺部去了，所以不能定是关部（图18）。

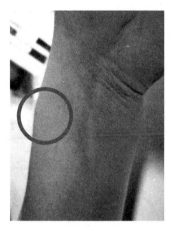

图18　腕后高骨位于尺部

问：我的感觉是刚才老师圈的高骨内侧的一个凹点就是关部。

答：你好，你说的高骨内侧的凹点，凹点好像是肚脐，不是关。要是能自己摸到凹点，那就是肚脐，不是关的分界线。

倒也不是独门的，是道门里边传出来的，因为他以前不怎么往外传，所以就很少有人知道。但是道门现在也传，但是知道的人少，毕竟教的人不多。咱们过去一直叫掌后高骨，实际上不准确。

问：六字真言：上、下、来、去、至、止。其他几个我都听明白了，关于止，我刚好有个实例，我的一位同事，他右脉关和尺脉浮、细、数，但右寸非常沉，要按到骨头才有点搏动的感觉，这能算止吗？还是要完全按不到才算他的脉止于关呢？

答："至"和"止"历来医家有很多种说法，有的说是和至数有关，就是他的至数一至、二至、三至、四至、五至、六至，一止、二止、三止、四止，像《难经》上是以损至脉，损至慢的就是和制止有关的，一损怎么样，二损怎么样，一至怎么样，二至怎么样，但是从我个人的理解从上下来去至止的。我尊重他至于哪止于哪呢，不是说仅仅包括哪个部位有没有，他可能在一个部位上也有至和止的问题。但是我们就把这两种理解都算为正确吧。因为到目前也没有统一的说法，我们可以以《难经》为依据，也可以以我说的为依据，都无所谓。这些都是人为的规定，真正地要研究脉，你别管他名词，其实就是说"别死到名相之下"，要活在脉理中，不要死在脉象下。像这些名词，其实都不重要，重要的是你诊到人的脉，你要去推测他的脉反映了他怎样的一个身体状态机制。像你说关尺都是浮的，但是寸脉是沉的。你也可以说他是止于关，不能是完全没有，为什么止于关，为什么没有？是关大了然后寸没有。关是大了寸没有呢，就是堵到关了。关多了嘛，寸就少了。如果关尺是正常的，寸没有，就是寸地方本身有问题了，所以也要看具体的情况，活到脉理之中，就不会被脉象困惑。上下来去至止，就是反映的气，气的流动是有方向性的、有阻滞性的，反映了一个流动的状态。至于说名词，究竟"至"和"止"，或是《难经》的意思"损至脉"。我就是个人侧重于去研究它的理，而不是和它的名词较劲。

问：除了认真学习书本知识，理解各脉象的表述之外，要怎么加强手指的感应练习，怎么判断感受到的脉搏是正确的呢？

答：其实更多的不是我们的手指。因为人的手指本身也挺敏感的。没有说他的感觉是迟钝的，最重要的其实不是手指，而是心，心如果够细腻的话感觉的信息就多。但是用心过度，医生容易疲劳，容易疲惫。

这种情况，就是要增强他的手指的练习。

增强手指的练习，主要是要增强自己感知能力，这种心的细腻度，感知的能力。所以，首先要善于观察，然后按照经典上所说"持脉之道虚静为保"。虚静是非常重要的，一定要有虚静的心态，这样才能诊断更多的信息。一个名字其实就是一个状态。你能看到状态，那其实脉象的名字，那都是后来又起的，是先有脉，后有名字。

怎么判断感受到的脉搏是正确的？判断正确不正确，第一，就是老师带你，老师诊断什么样的，你再跟着摸。第二，就是要多去诊脉。然后诊出来以后，你判断患者的情况，你判断出来以后，你验证——患者会说你说的对，你说的不对。那你说的对，就说明你诊的脉是正确的了，这叫作多诊识脉，一定要多诊。跟师和多诊，这是两个必须要经过的过程。

问：我一直有个疑问，就是不同患者本来的脉象就是千奇百怪的，你又如何得知他目前的脉象是病脉呢？

答：要多注意正常脉象，胖人正常的脉，就是偏沉。如果胖人脉偏沉一点，其他的都很正常，就没事儿。瘦人脉一般多浮，都跟不同的人的体质是有关的。你如何知道他的脉是病脉的，就是要看你平常在多诊脉的过程当中，你摸到过健康的没？健康人的脉，你摸到过，然后后边的你去看不同的身体状态不同的脉，之所以脉难学在哪儿呢？就是脉象，他不是完全一样的。浮脉，说甲也浮脉，乙也浮脉，但是甲的浮脉和乙的浮脉可能不尽相同。所以这里边就有一个你对脉象的把握问题。另外，你要多诊，从多诊里边找到不变的和万变的，你就知道这是个有病或没有病的人。

问：老师，脉上溢到鱼际，同时下到尺以外，这种溢覆同时出现，在临床上有什么意义，患者的预后会怎么样？

答：临床上是这样，脉要合参。遇到这样的情况，可能是人整个脉较长，就是长脉了，整个脉长的，一个可能是木型的人，也可能是有阳明，有风气，阳明脉长，就是要具体情况具体对待。患者是个什么样的病，表现出脉来，这也要看。如果一位老年人患病日久，长期卧床，出现一个长脉，那可能是要好。那你看长脉是柔和，长得像温暖的春风似的。这种情况可能是病要有起色了。如果脉虽然长，又弦紧，久病之人出现这样一个脉，那可能就要不行了。我们都是根据具体情况，你单独的提供脉诊信息，不能够判断。

问：我摸了我爱人的脉，左关浮下弦，是否可以理解为金乘木位？我爱人时常喉咙痒干咳，遇风则甚，我想既然金乘木位，是否可以先补肺生津清热？我不会开方，抱着试试看的心态，买了西洋参切片，让我爱人舌下含服。含服第二天我爱人就说好像有效，接下来的几天听她的干咳比之前明显少了很多。我不知道我这样分析对不对，还是说就是在瞎蒙？恳请帮助指点，谢谢老师。

答：脉左关浮下弦，浮下弦可能是和王老师讲的浮下。弦看你是讲的哪个弦？是王老师的弦，还是我们平常的弦。浮，这就是左关是木。但是浮不一定是金脉，这金脉叫毛浮脉，毛脉和浮脉是不尽相同。浮下弦，那么就是木，木有一个风弦脉，就风脉，你也可以理解是金，反正金他不是收敛的金，所以说浮脉不等于毛脉。要注意弦、毛、勾、石、代，毛不等于浮，勾不等于洪，咱们过去的课，好多书上，就是勾脉是洪脉，但其实勾脉和洪脉不尽相同。如果是金乘木位，像你吃个西洋参，那不是更补金了吗，不是这个道理，就是木气强。木气强，因为木受风了，它本来木气强，木就会冲击金的位置，所以你用西洋参来补肺。这也算是克木，帮助克木的。不是说瞎蒙，其实是有效，干咳，但是病能不能好，那是另外再说。

问： 如今独立临床一年，对脉诊其实有很多疑惑，脉诊到底需不需要摸得非常精细？摸脉的时候是否要考虑西医方面的问题，比如高血压动脉硬化的情况？

答： 需不需要精细，看你自己的需求。如果你就是诊断出来说浮沉表里，也是一个层次。在我讲脉学八论的时候，格局论里边特别提出这点，就是有大的格局，再加上六个部位，上、下、浮、沉的这种判断，其实是拿来开方更好一点。但是精细也是非常有意义的。我过去给大家举了一个例子，可能你没有听过，就是有一个老年的男性，他找我看病，他因为便秘一个多月，用了灌肠、开塞露，然后大黄什么的都用了，能排出大便，但是回头还是便秘嘛。所以他来找我的时候，我诊他的脉右关部大的部位，已经很大了，那么就胆很大了，怎么办？我告诉他，你别开中药了，我也不给你开了，我说你赶紧去医院。所以他就去医院了，过了好多天没有回来信儿，但是又过了些时日他拎着东西就来了。他说："我得感谢你的诊断，你让我去医院，我到医院人就给我推手术室了，说胆大得跟面包似的了。"所以他经常便秘，其实是和他胆有关系的。如果没有精细脉呢，可能摸着关部大了，就是胃气不降，你可能就用点降药。这时候可能会出现在喝着中药的时候，患者胆破了，都是有可能的，精细诊断有没有意义呢？有意义，你能够诊断出精细的状况，那更好。但是以我个人的经验，我们有的时候，往往容易出现，就是摸到精细的脉之后，就把大局给忘了。这时我们开方子又是个问题，有时候过度关注细节，就把大格局丢了，不能丢的，一丢开不了对证的方出来，方子效果就差了。西医方面要不要考虑呢，该考虑就考虑，开方子，还是按中医的思维。假如患者说小腹痛，白带带血，你让她做个 B 超，做个宫颈切片，或者病理检查，该查就查，该考虑就考虑，该怎么开方呢，就按中医思维开方，西医的检查，也不是完全没有用。像我在调男性的弱精症的时候，我很多都要看他精液的各项指标。他每一项指标在我们辨证来说，代表着一定的意义，所以其实还是可以参考的。但关键是你的脑子一定是中医的大脑，而不是西医的大脑，你脑子如果换成西医的就麻烦了。一看见高血压、动脉硬化，你认为应该是平肝息风、活血，这是不对的。

问：能感觉出浮、数、细、沉，也大体明白这些脉代表的状况，再细腻的就分不出来了。有一次摸到同事的脉是一个尖尖，小豆子似的，至今也没明白是什么意思，脉证对应不上。

答：这可能是个微观脉。要具体看出是哪一个部位，哪一个层面，然后去三维立体定位。这是个微观脉，所以你肯定是和证对不上。

问：在家经常给家人、朋友、父老乡亲们把脉，按脉说病，有时准确，有时不准，何时能做到切而知之谓之巧？

答：努力就终会有时，何时就是终会有！

浮

《十八难》曰：浮者，脉在肉上行也。

张介宾曰：大都浮而有力、有神者，阳有余也，阳有余则火必随之。（中略）浮而无力空豁者，阴不足也。（中略）若以此为表证，则害莫大焉。

张璐玉曰：浮脉下指则浮象显，按之稍减而不空，举之则泛泛而流利，不似虚脉按之而不振，芤脉寻之而中空，濡脉之绵软无力也。浮者，经络肌表之应也。（中略）故凡浮脉之主病，皆属于表也。

译者按　阎德润《脉辨》云：浮脉者，血压下降，心脏搏动犹有力时所现之脉也，与所谓平波脉相似矣。

讲解：这一段讲的浮脉，浮脉就是你轻轻地搭到人的手上，就能摸到脉跳。大家有一个非常容易犯的毛病，就是容易一诊脉上来摁的力气就大，就恨不得上来就按上去，这是个问题。对诊脉，一开始就要轻轻地按上，找不到，再往下略微、缓慢、均匀地去用力，这是非常重要的。普遍的认知说浮脉主表，但是浮脉不都是表。所以张介宾说的非常重要，说若以此为表证，就是千万不要认为只要是浮脉就是表，也要看他浮下按下去有没有力。如果是浮按下去，没有力，不是个表证，如果说，也是感冒，有打喷嚏、流鼻涕、头痛，但是按下去的感觉就空阔，这就是虚人感冒，虚人感冒咱们要用经方的。浮而无力空阔，这种就用像桂枝新加汤，像建中汤这一类的方子。学习脉法，大家普遍认为比较难。我分析主要是几个原因，一个就是把脉想得太复杂了。你把它先想简单一点。一个就是把自己的要求一上来就提得太高，你恨不得一摸脉，患者啥病？怎么回事？什么时候生，什么时候死，你都想知道。这就是要求太高。一个是因为你觉得摸脉不好学。其实，你说轻轻地搭上手就能摸到人的脉跳，这是一个简单的事，然后再看看，按有没有力，里边有没有力。例如浮脉是一个什么脉呢？浮脉就是无论是受内因还是外因，引起人的气血向外运动的一个动脉反应。所以说有里病现浮者，有表。

芤

张三锡曰：芤为草名，其叶类葱而中空，指下浮大而无力者是也，为亡血、阴虚、阳气浮散之象也。（中略）多见于诸失血过多及产后。

张介宾曰：浮大中空，按之如葱管。芤为孤阳脱阴之候，为失血、脱血。

译者按　阎德润《脉辨》云：此脉当生于血压降至中等度以下，血量不足，然心犹有力搏动之时。当与小软虚脉相似。

讲解：芤脉我对阎德润的讲解有不同意见，他把芤和革都给混淆了。芤脉，我们简单地总结，它就是一个缺血性的血管紧张度减少的脉。那么浮大脉，不一定完全浮的，是软的，但是按下去是空的，空就比刚才浮按下去没有力就更严重了。所以大部分主的是亡血或者是失精，总之就是精血物质的缺失。我总结他叫缺血性血管紧张度减少。还有一个脉叫缺血性血管紧张度增加，就是革脉。阎德润说血量不足，心搏动有力，当于小软虚，完全不一样。芤脉就是软的，按下去空，也比较好给诊断出来。还有一个情况指的是什么呢？就是单部位的芤，单部位的芤多见于局部脏气的失血性疾病。右关我们经常见到芤的情况，实际上是十二指肠溃疡，有消化道出血了。临床常见这样的脉，所以译者引用阎德润的《脉辨》我始终理解不了。

滑

孙思邈曰：按之如珠子之动，名曰滑。滑者，阳也。

滑伯仁曰：滑者，不涩也。往来流利，如盘走珠。

求真按 《伤寒论》以滑为实热之脉。脉反滑，当有去处，下之乃愈。脉滑而疾者，小承气汤主之。脉浮滑，此表有寒，里有热也。脉滑而厥者，里有热也。脉滑而数者，有宿食也。此皆阳盛实热之候。虽然亦有虚象反见滑脉者，乃是元气外泄之候，学者可不细心体认乎？

译者按 阎德润《脉辨》云：滑脉为涩之反，且与数相似而实多也。大概即今之频小脉，与血压无紧要之关系，而

214

偏重于心脏一定时间内搏动之数而观察之也。

讲解：咱们在这里可以看到，医家对滑脉的定义基本上是很明确的。滑脉，就是像珠子滚动，也正因为像珠子滚动，它可以在心脏每一次跳动里边出现一次以上地滚动，就好像是脉数了。所以，咱们看《四诊抉微》，或者其他脉学著作对于脉象的鉴别里边专门提出来滑脉要和数脉进行鉴别。数脉，讲的是至数，滑脉，讲的是形态，这完全是两个概念。求真在他的按语里边，提出来滑为实热之脉，那么他后边这些讲解，可以看到，是从临床来说的。按《四诊抉微》所言滑脉为元阳气衰，即有虚象反见滑脉，乃是元气外泄，多是按下去是空的或者是无力的，或者是比较无力的也会表现出滑。滑实际上就是气不足，血相对盛，推动也是一股一股的，实热什么情况下才会现滑呢？求真在按语里边说的是"脉滑而疾者，小承气汤主之"，急就是跳得快了。

如果仅是实热，可以脉大实、有力。因此，我认为滑的原理就是阴盛，气在阴中过一股一股的，那就导致出来一个圆滑的珠子，就是有一个东西在那儿堵着气路。出来滑象，像小承气，肯定是和食毒有关了。脉浮滑指表又有寒又有热，表可以是风，也不一定是寒，但是里边有热，热怎么解，为什么会有热。如果是脉浮滑表上，可以是有桂枝汤证，但是里边还有一个热，可以是桂枝汤加大黄，或者是先用桂枝汤，后用小承气，都可以"脉滑而厥者，里有热也"。

脉滑，还得有力，而厥冷，人又很冷，摸上去凉凉的，四肢厥冷。有时候，可能是不恶寒，反恶热，要滑而有力，这里边有热。但如果说脉滑而厥无力的脉，可能就算是有热也是个虚热。这时候你要除热的，肯定地说要甘温除热，有力无力是一个很重要的判断标准，"脉滑数，有宿食也"，数就是跳得快了，滑就是有堵着了，叫宿食发热。这还是个食毒和脉滑而急，急比数更快，是差不多的，直接阳盛实热之后，还得有一个食毒。虽然已有虚象，那就是元气虚的这种情况，就是滑脉的整体情况。至于阎德润说"滑为涩之反"，倒是对的，"且与数相似实多呀"，没有必要，和数根本是两码事，"大概即今之频小脉"，频小还是数，咱们就看汤本求真说什么。论述还是来源于临床的。

洪

吴山甫曰：洪犹洪水之洪，脉来大而鼓也。

张介宾曰：洪者，大而实也。举按皆有余，洪脉为阳。（中略）血气燔灼，大热之候也。浮洪则为表热；沉洪则为里热。（下略）

译者按　阎德润《脉辨》云：此脉与今之大脉相类。

讲解：这部分讲洪脉，洪脉如涛拍拍然，洪就是又大又有力。但是往细里说，洪，你得看有没有力，按上去洪，但是按下去没有力，这种情况也是存在的。这种也和滑脉一样，其实是一个虚病，所以阎德润说此脉与今之大脉相类，确实是一类。但是和大脉还是不同的，大脉一般经常见的是虚人，如果是实，那就是洪，不是大。两个类似的地方就是洪包括了大，但是大没有洪。

答　疑

问：芤脉的中空是什么感觉？

答：芤脉是个空管，你把大葱叶子剥一剥，那是革脉，你把葱白都抽出去剩一层皮，你按一下，那是芤脉。

问：老师，单部位的芤不太理解。芤主的是血少，但是我们知道这根血管这里前后不过几厘米，为什么就会有这里的血少，那里的血多呢？

答：你的问题，好像说都是一根血管，有的地方快，有的地方不快，这是不可能的，是吧？就是寸数，关不数，尺不数？都是一个血管，都是心脏的搏动，为什么寸数，关不数，尺不数？这是一个可以探讨的问题。

问：女性经期脉会滑吗？

答：女性经期、怀孕、排卵期，都会滑，人吃饱了饭也有可能会滑。但是滑的状态不一样，像经期滑的是什么情况，一般的是尺滑多，像排卵期一般的是左关滑多，都是不一样的。部位不同，但是你知道有滑就行。像刚才同学问的问题，和我刚才说的是一个问题，你不解决数只能出现的一个部位，你解决不了。脉好像是你自己不会摸呀？你还是只是替别人问问题？还是说怀疑中医数脉，脉单个部位怎么会有不同？

数

吴山甫曰：数为医者之一呼一吸，病者脉来六至也，若七至、八至则更数矣，九至、十至、十一至、十二至则数之极矣。七至曰甚，八至为难治，九至以上皆为不治。若婴儿为纯阳之气体，则七至、八至又其常也，不在大人之例。

张介宾曰：五至、六至以上，凡急、紧、疾、促之属，皆其类也。为寒热，为虚劳，为外邪，为痈疡等。滑数、洪数为热多；涩数、细数为寒多；暴数多外邪；久数必为虚损。数脉有阴有阳也。

洪石山曰：大凡病见数脉时多属难治。病久而脉数，尤非所宜也。

萧万舆曰：（上略）盖数本属热，而真阴亏损之脉亦急数也。然愈数则愈虚，而愈虚则愈数。一有差误，死生反掌。

讲解： 数脉呢，你看这里就用到至了，可能是古代医家对于"至"和"止"呢，就更多的是从至数上判断，像刚才我讲的是一样的。咱们可以尊重损至脉。但是我觉得至数不常见，为什么这么说呢？古代医家也有论述，他们尊重的也挺多，就看个人，你们觉得哪一个行就行。如果要严谨一点，那就以《难经》为准吧，我说的还是比《难经》要差一点，还是以《难经》为准。至数，数脉的不都是热，尤其是虚人，在此汤本先生选择把张介宾放到中间，给大家提示数脉的常见情况。大家要注意的就是久数必为虚损。如果是有热的话，肯定会有病变表现。但人的脉一直数，那肯定是因为他有一个虚的情况，就算是有热也已经伤正了。洪石山说"大凡病见数脉时多属难治"，大凡病见数脉，说的是久病。新病的见数脉，如果是个热病，那还是比较明确的，是不是？所以要根据病的新久，病情的状况来判断。

疾

李士材曰：六至以上之脉有二种：或名曰疾，或名曰极，总是急数之形。而数之极也，惟伤寒热极及痨瘵虚惫之人方见此脉。是阴髓竭于下，阳光亢于上，有日无月也。

以之决其死期，必至喘促声嘶，呼吸仅存于胸中数寸之间，而不能达于根蒂。此真阴极于下，孤阳亢于上，而短气已极矣。

求真按　疾乃数之甚也。（中略）验之病者，脚气恶证之脉多数疾，而来去甚锐也。

讲解："而数之极也，惟伤寒热极及痨瘵虚惫之人方见此脉"，太快了，来不及回去，来不及回去只在上边飘着，所以说叫火疾。求真先生说的是极乃数之盛，验之病者，脚气恶证之脉多数疾而来去甚锐。这一句话非常重要，甚锐是什么呢？就是脉好像带着尖儿似的。到了这么快，基本上很多是重病，重病无非或热或虚，或许有的 ICU 里边的人脉跳得非常快。有一些重病将去的人，也会出现这种情况。总之，可以是下元极虚，阳亢于上，阳欲脱之。如果是热极盛，也可以出现这种情况，这里我说几个象，浮脉，我给解的就是受内外之因，引起气机向外运动，积极向外的运动态势的这种动脉反应。所以有里病现浮和表病现浮，这是说的浮脉。芤脉我总结就是缺血性血管紧张度减少之脉，滑脉就是滑类数而非数，和数脉不同，乃潮性血量增加的反应，就像水一股股的，这叫潮性血量增加值反应。洪脉叫血脉贲张之态，就血气燔灼，血气血管贲张。数要注意一点，就是跳得快，但是指下脉搏的数有时和心率不符。可能你的脉还是在"山川河谷"里边走，有时候你按不到位置，和心率不符，因为可以成为"地下河"，如果在"地下"的时候你摸不着，偶尔上来一股，你摸的是上的那一股，所以可能心率就慢了。但是也有可能，心率是那样，但是周身的脏器影响了血流波动，导致正常的脉心率跳动里边加入了掺杂的跳动，就导致你摸着数，可是心率不快。疾脉，我总结就叫野马奔腾之象。什么叫疾呢，就是你本身平时不爱动，你出去跑个一千米。你回来摸摸那就是，判断它的重点在哪呢？就是要和呼吸的息处相符。那就是我一呼一吸，患者一呼一息六至以上，要是呼吸也慢，脉还跳这么快，就麻烦了。

促

高阳生曰：促者（速也，迫也，近也），阳也。指下寻之极数而并居于寸口曰促。渐加者死，渐减者生。

杨仁斋曰：促者阳也。贯珠而上，促于寸口，出于鱼际。寻之数急，时止而复来也。

方龙潭曰：夫促脉者，脉之疾促并居寸口之谓也。盖促者，数之胜，而数者，促之源也。先数后促，此至数之极也。

讲解：促脉，最容易误导成数脉、疾脉，分不清的。高阳生说"促者，阳也"，是速。和数脉也分不清了，指下寻之极数而并居于寸口曰促，"并居寸口"也搞不清。"渐加者死，渐减者生"，高阳生论脉就好像自古以来就让人批判。

221

杨仁斋说"促者阳也""贯珠而上，促于寸口"，是可以理解的。"出于鱼际。寻之数急，时止而复来也"这是什么意思？因为在《黄帝内经》上有这么一句话叫"脉促上居，肩背痛也"，就是有一个大头，后边有个小头，头大，尾巴小，击打手，这叫促。促脉我给举一个典型的表现，就是半身不遂的人，想着快走出门，然后很快地出门，忽然间他停下了，因为他马上就要摔倒了。这就是促的状态，看上去像数脉，但不是数脉，主要是状态，尤其是杨仁斋说的这句话，其实是和《黄帝内经》上说，故其脉促上也，名曰肩背痛。指的是尺部细寸部大都往上冲，就是因为肩背痛。为什么痛？地方有瘀滞，有一支气血就要来解。寒凝，要来解它，就是促上居。咱们形象的理解就是中风疾行。中风的患者疾行，中风了，本来走不快，但是有急事要赶紧快点走，迫而卡顿，被逼迫而卡顿，马上就要摔倒，就顿在那了，这就是促。方龙潭说："夫促脉者，脉之疾促并居寸口之谓也。"盖促者，数之胜，那不是疾脉嘛。"而数者，促之源也。"这说起来就容易让人迷惑，所以古代医家的言论也不可尽信。读书多了，困惑便更多，容易自己牵强附会地去解释，解释来解释去，把人都给搞晕了。数脉，可热可寒，主要是促击，要解决病。过去也说促脉叫"数而一止"，"数而一止"那结脉又分不清了，结脉也可以数而一止，也可以迟而一止，都分不清了。咱们现在就是理解，你就按我说的，其实就是杨仁斋说得简单明了。略微快，促脉肯定是快，因为气血冲嘛，冲的时候就有个快的情况。但是和数脉是两个情况，想冲上去，就是加劲又加速度，又加力量。理解促脉其实很简单。

答　疑

问：所以应该理解为气没有随着下法下到肠胃里，还在胸间？

答：呼吸不是气机的升降嘛，呼吸慢了以后升降就慢了，脉还快，那是阳要脱了。一吸几至，是说他病重的情况下，相符不相符，是看患者的呼吸。

问：头大尾巴小，老师，那尺脉可以促吗？

答：太阳病下之，脉促者必结胸，促是什么呀？是促上击，刚才我说了，有个东西堵着了，要冲击它，太阳病，下了还促，那是热邪，有个东西堵着，那不就是结胸了吗？阳入有热和结了，这就是结胸证，寒入了，那就是痞。

尺脉也可以促。书上定义只是说寸脉了，是因为促脉最早应该是在《黄帝内经》上看到的，只是说寸上冲，其实也可以往尺下冲，往哪冲都行。

促脉有特点，脉促上击，肩背痛。刚才我已经解释了，就一息几至，实际就是至数的快慢是以你医生的呼吸来判断的。但是我要说至数和呼吸相符不相符，说的是患者，这是两种情况，不要搞混。

弦

李中梓曰：（上略）叔和云：如张弓弦；巢氏云：按之不移，绰绰如按琴瑟弦；同父云：从中直过，挺然指下。诸家之论弦脉可谓深切着明矣。

吴山甫曰：双弦者，脉来如引二线，为肝实痛也。若单弦则惟一线耳。

徐忠可曰：一手有两脉时，亦曰双弦。此乃元气不壮之人，往往多见此脉，亦属虚也。

求真按　弦脉大要有三：有邪在少阳（疟邪亦在少阳，故《金匮》云：疟脉自弦也）者；有血气收敛，筋脉拘急者（腹痛、胁痛、痃气、疝，故多兼见弦脉）；有胃气衰败，木邪乘土者（虚劳病多见弦细数脉是也）。

译者按　阎德润《脉辨》云：弦脉者，不重于血压之高低，乃重于压力降下之状况或急或缓之谓，即今之钝脉也。

讲解：弦脉，还是我刚才说的意思，阎德润的解释，反而让人更困惑。弦脉，我想了一句话，叫初春乍暖还又寒，条条柳枝有新颜。因为春天可以脉弦，但是后边说单弦和双弦，解释有很多种说法。吴山甫说的是脉来如引二线，为肝实痛也。"如引二线"怎么理解，就是说脉分成两条了。大、小、单、双有重轻，就看单还是双。所以我觉得这一点上，徐忠可也说一手有两脉，这一脉双弦，一手两脉，有的人一个斜脉、一个正常脉都同时存在。如果认为就是有大病了，还是和临床实际不符。弦，我认为王老师的解释还是非常好的，就看左、右、大、小、单、双有重轻，左右是手指头的左右，单个手指或者是三个手指的左右。这是比较容易被搞晕的地方，弦脉，就是像一根弓弦，拉着它没有拉的特别紧，就是刚刚能弹出点音了，叫弦软，这就是正常的脉了。所以有的患者看开方的，都写的弦脉，都是弦是不是有什么病。所以纸上写的和实际患者有没有病，都是在心里的。不是说你写他有弦他就一定是有病的，他可以是正常的，因为代表的是春，春是人的生气，可以没有病，不柔软而弦，那就是有病了。

紧

求真按　紧之一脉，古今方书不得其要领，皆谓与弦相似。予家君尝曰:《素问》、仲景所谓紧脉必不同诸家之所说。盖紧者，不散也，其广有界限而脉与肉划然分明之谓也。寒主收引，脉道为紧束而不敢开散涣漫也。

译者按　阎德润《脉辨》云：紧脉特重于脉之硬度。然此硬度之高，因血管壁之变性，或因心脏驱血之易而生者，不可得而确定。概言之，当近于强脉也。

讲解：紧脉就是比弦脉紧张度更高了，这两个脉都属于是血管紧张度增强的脉。大家觉得脉好像很难学。但是其实也不难，浮脉，就是轻轻地摸就摸到了。紧和弦都是血脉紧张度增加，紧脉不但有界限而且和肉能够截然分明，这就是因为它绷得太紧了。像阎德润说的是脉管的硬度，其实是不对的。从实际上来说，临床上的血管硬度增强，和痰瘀有关。紧脉就是说有寒，寒了以后，血管紧张度增强，是这么一个脉。血管确实就是硬，摸上去跟塑料管一样，两者所言硬度是不一样的。

答　疑

问：什么样的弦脉提示有水饮？

答：这位同学问的说什么样的弦脉提示有水饮，比较多，像在《伤寒论》当中说偏弦为饮，双弦为寒，就是单弦和双弦的区别了。单弦或者双弦的一个意义，是说一只手弦的叫偏弦，两只手弦的叫双弦。也不一定。有的人感冒轻微，受了点轻微的寒可以是一个弦脉。我们理解弦的偏和双的时候，还是要按手下双弦的感觉，就是王老师的解读。还有脉弦数的也要注意。你第一个是要看病。我在前边讲水饮，一定要有水舌、水色、水脉。甚至于说要有个水人在，水人是说人的体质，舌头是偏大润滑，也是水舌，或者是暗，或者是白，或者是青紫，或者是舌大，是湿润，但是可以红赤，这都可以，没有一个绝对的说哪个一定是水。《伤寒论》上也有很多情况，如脉沉弦者为饮。具体情况，还是要从病例上来看，单独说事，脉就是个水饮，是不对的。弦和紧分不太清，你分不清的话，只能是去临床当中去体会，靠说是说不清楚的，只能告诉你紧比弦更紧张不硬，就这么简单。它俩可以紧，也可以不紧，它俩不是一回事儿，就这么理解就行了。

问：弦脉中提及王老师的"大小单双有重轻，分左右"，不知怎么理解。

答：自己理解是理解不了的，因为是需要特殊的方法来学习、掌握。而且他要求非常的严格，可能你一开始也练不好，但是你可以买一本书看一看，就是

《王光宇精准脉诊带教录》。

问：老师以前说过单部位的芤脉可见于该部对应的脏腑有肿瘤疾病。比如右关芤为胃癌，想问下这种情况是普遍适用的吗？比如尺部芤对应肾癌？脉理不是特别清楚。关于老师说的左尺滑为经期，左关滑为排卵期，这方面我想不通脉理。是不是左关滑才为经期？

答：不能判断癌，只能说是有出血灶，右关出现芤，一般就是十二指肠溃疡、穿孔或者是癌变，就是这样的病比较多，但是不能直接判断是癌。另外就是关于左尺脉滑为经期，左关脉滑为排卵期。这种说法只是其中的一个情况。还有一个情况就是排卵期和经期，左关脉都有滑的情况出现。月经之前的左尺脉比较饱满，月经之后左尺脉开始比较软弱，或者沉弱。所以说这种情况只是其中之一，有时候会碰到这样的情况。

问：

第一，对于浮脉，有力无力可以判断新病和久病，但是浮紧、浮弦等的形象有时还是不容易分清，在《伤寒论》中，不同的病中都可以见到浮脉，但所主不同，用药也不同，能否认为，只有把脉放到具体的疾病中才能体现其临床意义？或者说更有指导意义？比如51条，脉浮者，病在表，可发汗，宜麻黄汤；52条，脉浮而数者，可发汗，宜麻黄汤。为什么同样是麻黄汤，一个脉浮，一个脉浮数，背后似乎有要表达的意思？但是看不清。而脉学在与二十四节气相合判断疾病生死中，体现的是天人交感的过程，这又不涉及具体的疾病。如何从疾病的角度去更好地认识脉法？

第二，对于芤脉和革脉的鉴别，芤脉偏软，革脉偏硬，但是在临床上曾有阴道出血多的贫血患者，尺脉滑数有力，那么，为什么有这一现象，是不是我没摸对？如果是急性出血的话，芤脉多还是革脉多？对临床的意义区别在哪里？这里确实困惑。

第三，脉滑而疾者，和脉滑而数者，疾和数都是快，怎么理解、区别？

第四，对于洪脉，我曾有个体会，一个卵巢癌发热的患者，摸上脉两寸洪大有力搏指，太有力了，可以认为是邪气正盛的时候。浮洪好理解，可邪气在里，沉洪怎么认知？

第五，对促脉我也有点疑问，《濒湖脉学》说促脉

"数而时一止，阳极欲亡阴"，这和《伤寒论》的促脉一样吗？是否在疾病的进程中才会出现？"太阳病，下之后，脉促胸满者，桂枝去芍药汤主之"。如果促脉如上所说，为什么这里脉促用阳药？是不是我漏了什么信息。另外，胸满和结胸是否有不同，是不是在轻重程度上有区别。"病发于阳反下之，热入因作结胸，病发于阴反下之，因作痞也"。

第六，脉单弦和双弦的问题，和仲景反复提到的阴阳脉法有没有关系，还需要进一步学习探讨。

答：第一，你要对《伤寒论》研究的明白一点，就是浮数的情况。为什么还要用麻黄汤，按照平时的理解，浮数了应该是表热了，怎么还用麻黄汤，关于太阳究竟是怎么回事。还有就是浮数脉，他出现的前提是什么？51条和52条两条指的都是和麻黄汤有关。在不同的情况下，这两个脉，正常的认为都是一个浮，一个数，都是有表。但是浮数，往往认为说是有热了，但是热却是因为太阳不开，所以出来情况。我们要注意的就是数的原理，数的原理不同，还要注意热的来源是因为不开。

第二，对于芤脉和革脉的鉴别。你不要想那么复杂，芤脉和革脉都是伤精亡血的脉，芤就是没有力气的，革脉就是有力气的。弦芤为革，所以说这俩其实没有特别需要鉴别的。它最主要的特点就是按下去是空的。但是至于有力无力，就是一个芤一个革。临床上曾有阴道出血多的贫血患者，尺脉滑数。那阴道出血，它不一定损失在尺脉上，它是在脏腑里边表现哪个脏哪个腑，阴道出血，如果是和肝有关系，它的芤应该表现在肝上，不是表现在关脉上，不是表现在尺部，不是这么理解的。如果是急性出血的话，芤脉多还是革脉多，不知道。因为急性出血，我也见不着，我都没怎么见过，更谈不上知道了。

第三，脉滑而疾者和脉滑而数者，疾和数怎么理解，其实没有必要特别的去区分。数脉就是比疾脉要慢一点，疾脉比数脉更快。临床上你说疾数，就是说特别数也可以，没有必要非得把它分得那么清楚。

第四，浮洪是热往表出来了，沉洪是有热在里边出不来，就这么简单。

第五，《濒湖脉学》和《伤寒论》的促脉是不一样。像太阳病下之后脉促胸闷，和《濒湖脉学》的促脉不一样。所以学《伤寒论》就按《伤寒论》来。患者在疾病的进程中来找咱看的时候，本来就在疾病的进程中。如果促脉，促不就是往上冲，由尺往寸上冲，那就是欲解表。桂枝可以平冲，气冲是人体要恢复自己解除邪气的这种能量，像胡老说就是量能，其实就是正常功能，木气本来就欲出去攻邪，但是它出不去，出不去冲不动。它又一再在那冲。就要用桂枝助它冲，增加它的力量冲出去了，那不就没事了吗？太阳病下之后，下就是你把阳根往下撤了。这就是脉促胸满，为什么胸满，是撤到胸中了，这时候你只需补木以升火，使火气得到宣通，这太阳病就有解了。所以就是《濒湖脉学》在这搞混了，读书太多了，又不具备鉴别能力，不知道哪一个说的对。这个时候困惑就非常多，所以还是以《伤寒论》为主，后世的书先不看为佳。

另外胸满和结胸是否有不同，那肯定是不同。胸满是个气，结胸是实。机制是不一样的，胸满是胸满，胸满是个气，结胸那是有实邪在那儿，这两个不是程度的问题，是基本原理的问题，它俩都不是一类，一个是鸟类，一个是兽类，它们不是一类，不能在一起比较。

第六，脉单弦和双弦的问题，单弦双弦有诸多说法，有说左右手脉都弦，叫双弦；有说是单手脉分道出两条并行的脉，都是弦脉，叫双弦。有很多同学说临床可以摸到一条脉分出并行两条脉。但是这里有个问题，"单弦为饮，双弦为寒"，怎么解释？因为你摸到的病例就是有一条脉、两条脉的，它是饮吗，双弦的是寒吗？不一定的，它只是咱们课上举的例子，就是有个东西堵着水管，滋出两道来，就是一道被变成两道了，就是这个原理。

问： 对于滑脉有点疑惑，记得以前老师是说左关脉滑，代表女性正处于经期，而且我也在临床上确实验证过这样的情况（经期表现左关滑），这回老师是说尺滑代表经期，左关滑是排卵期。所以想再确认一下，不知是我记错了，还是两种情况兼而有之。

答： 两种情况兼而有之。

问： 芤，缺血性脉象，表现为血管紧张度减少，因为血少了，所以会软，会空，是不是也会有松的感觉？

答： 血少不一定会出现血管软的情况。革脉也是缺血的，但它血管是硬的。血管的软硬和血液的多少没有直接关系，所以不是这么理解。

问： 第一，滑为实热为阳，怎么理解为阴盛？第二，我们平时说的阴盛阳虚是否就是血盛气虚？第三，这里说的促脉是否和王光宇老师所说的涩脉类似，也是头大尾巴小？

答： 第一，如果是有力的滑，这肯定是实了。无力的滑，那肯定是有东西堵在那儿了。所以滑脉为阳，也可以是元气衰，不同的兼脉代表了不同的机制。

第二，我们平时说的阴盛阳虚是否就是血盛气虚，不要这么理解，这不是一个概念。从狭义而论，阴阳和气血分别具有它特殊的定义。从广义而论，气血又是阴阳，不做直接对比。

第三，这里说的促脉是否和王老师所说的涩脉类似，有点，涩脉它更细微，促脉就是比较大，它比较明显，它是整体脉。涩脉是在你整体脉象里又出现了一个特殊的脉象，这是它们不同的地方。

问： 太虚的人是不会产生浮脉的吧？

答： 不对，太虚了，也可能浮，快死的人脉反而浮起来了。

问： 我感受最深的是弦脉中的一手两脉，我曾摸到过一位血小板很低的患者，一手有三脉，双手六脉，服中药几天后变为一手两脉，后又变为一脉，但停药后又反复。曾为其困惑良久，究竟为风？为虚？现在想来大概两者兼有吧。

答： 什么都有可能，这种一个手出来好几条脉的都有可能，确切地说它并不是咱们书上所说的单弦双弦，它只是两根血管，分成几条道路来。

问： 滑，我本来以为是血管里热的液体比较多和管壁不紧张，老师说滑是虚性的液体多，并不是总量真的多，是有个气阻在那里了（阴阻），造成血液如潮水一股一股地流动，孕脉可以这么理解，月经也是滑脉，又阻在哪里了呢？

答： 子宫要是不充血，怎么来月经呢？知道这点就好解释了。

问： 有位60岁的女士，双手关尺都几乎摸不到。双手寸脉摸着比较清楚，有头大尾小的感觉。她就是感觉口干，喜喝温水，没有肩背不适和其他不适。居住地很潮湿。这是什么原因呢？

答： 口渴是上边有热，光寸脉究竟是个什么脉象，谁也说不清。口渴但是喜欢喝温水，那是底下凉，所以上面的热下不去。这样的情况比较多，是阴阳升降的问题。

问：关于微观脉与传统脉在临床上如何平衡的问题，自我感觉不太好平衡，这可能也和临床经验水平有关。

答：微观脉主要是找出病灶，传统脉主要是判断病机，看你想干什么，患者来了以后，也没有平衡不平衡，你可以先诊传统脉，诊完了再去摸微观脉。因为你诊完传统脉了，你的方子基本上就有数了，你再摸摸微观脉，和临床患者数量有关。如果患者多了这一套你是做不下来的，患者少的时候可以这样。患者多的时候，一般就是要靠理论判断。如果判断有微观上的一些病，就该做检查做检查，或者是特别需要的，你可以诊一下特殊部位的这种微观脉。

问：对于双弦脉，是不是手下有两条平行的弦脉，不知是不是这样理解？

答：是不是我现在还没有一个确切的答案，希望大家在临床当中多去体会。

沉（1）

黎民寿曰：沉者，阴气厥逆，阳气不舒也，对浮而言。浮者，阳邪之所胜，以血气发越在外，故为阳主表；沉者，阴邪之所胜，以血气固滞不振，故为阴主里。

吴授曰：沉之诊法，重手按至筋骨之上而切之，以之察里证之虚实也。若沉微、沉细、沉迟、沉伏而无力则为无神，为阴盛阳微，急宜回阳生脉。若沉实、沉滑、沉疾而有力则为实热有神，为阳盛而阴微，急宜养阴以退阳。大抵诊沉之法最关紧要，以之决阴阳、冷热，用药之生死在于毫厘之间，故不可不谨慎从事也。凡脉有力为有神，为易治；无力为无神，为难治。

讲解： 我再给大家说一下弦脉的那四句诗，"初春乍暖还有寒，条条柳枝有新颜；老燕衔泥补旧巢，小雀翻草待新欢"。在汤本求真案里边说了几种情况。第一种情况是邪在少阳，邪在少阳属于是弦，条条柳枝有新颜，几乎就是少阳，是有春气有火气的情况。第二种情况是有血气收敛，筋脉拘急者就是初春乍暖还有寒，有胃气衰败木邪承土，胃气衰败泥是烂泥了嘛，所以叫老燕，衔泥补旧巢破了，"小雀翻草待新欢"出自古代医案，应该是淳于意的吧，是思春脉，就是左关脉弦上寸叫思春。

答 疑

问：老师，什么叫左关脉弦上寸？就是左寸和左关都是弦脉吗？

答：大家看看关于沉脉有什么问题，沉脉就是这么一个脉，就是摸先摸不着，这也没什么特别难的。正好里边说的有一个沉滑脉，沉滑有力是有实热。刚才说的沉洪，沉洪有力也是实热。书上说，"阳盛而阴微，急宜养阴以退阳"，也只是作者的主观想象，沉滑不是细，不是细而有力，脉里你看它出现在哪个部位，多是郁热。你得让它散出来，左关就用四逆散，问有没有大便。如果说大便干燥，就四逆散或者承气汤，如果是在左关的就是四逆散合承气汤，没有一定说要阴虚的，其他地方没有特别难的了。就是关于吴授的讲解里边有很多需要注意的，就是它所说的沉微、沉细、沉迟、沉伏，无力为无神，为阴盛阳微，临床也要去四诊合参，有的时候大实有羸状，摸出脉也是微细的。但是其实是个实，但是常态的情况下，就是普遍的情况下，这是一个阳虚阴寒盛的情况。书里有一句叫"凡脉有力为有神，为易治；无力为无神，为难治"是定的规矩，都是以有力无力来分辨虚和实，有力实，实的肯定要比虚好治一些。

弦脉是端直以长，就是左关脉长到上了寸部，不是寸也弦，上寸就明显的和左关是一种状态上来的。

沉（2）

何梦瑶曰：浮沉有得于禀赋者，趾高气扬之辈脉多浮，镇静沉潜之士脉多沉（又肥人之脉多沉，瘦人之脉多浮）。有变于时令者，春夏气升而脉浮，秋冬气降而脉沉也。有因其病而致者，即病在上（人身之上部也）、在表、在府者，其脉浮也；在下、在里、在脏者，其脉沉也。

译者按　阎德润《脉辨》云：脉之沉者，因脉跃之不足。

讲解：这一段何梦瑶说脉基于人的性情表现和性格有关系，和胖瘦有关系。临床上是有这种情况的，脉如果又大又软又柔和，人多胸怀宽广，眼界也比较高。如果是浮而无力的，人多轻浮而不沉重。镇静沉潜之人，不一定是沉脉，但是肯定不会出现轻浮之脉。这也要看不同的情况，有变于时令者，时令脉象，也是具有升降浮沉的。你到了冬天却得一夏脉，就是有钩的情况。对人来说是一种伤害，是克它。到夏天反得沉实之脉，人也是身体不好了。人之脉应与天地合，就是咱们讲的古中医三大基本原理里边一个很重要的，运动，就要和天地相合。如果不合，那就是天克人或者是人不应天。有因病而致者那就是因病情了。沉有表证也可以沉，或者是有里病或者有瘀病，或者有不出的病，都可以沉。它不仅是代表虚病，阎德润在此说"脉之沉者，因脉跃之不足"，其实就是脉跳不出来。脉跳是个动态，沉说的是脉管。

伏（1）

戴同父云：伏脉，初下指轻按之不见，次寻之中部又不见，次重手极按又无其象，直待以指推其筋于外而诊乃见，盖脉行筋下也。若如常诊，不推筋而求，时则无所见，昧者以为脉绝也。芤脉因按而知，伏脉因推而得。伏与沉相似，沉者重按乃得，伏者虽重按亦不得，必推筋乃见也。若重按不得，推筋着骨全无，时则脉绝而非伏矣。

答　疑

问：老师，一个轻浮的脉，如果性格调整，大概多久可以变踏实？

答：伏脉就是比沉脉更沉，所以就是很难摸，又特别沉，又好像不怎么好找到，这就叫伏。这个问题，就是多久可以变踏实，不知道你到什么程度，然后改变到什么程度，都不好说。你改变它慢慢就会变了，管它多久呢，继续读下边张介宾的吧。

伏（2）

张介宾曰：如有如无，附骨乃见，此阴阳潜伏，阻隔闭塞之候。或火闭而伏，或寒闭而伏，或气闭而伏，为痛极，为霍乱，为疝瘕，为闭结，为食滞，为愤怒，为厥逆、水气等。伏脉之体虽微细，亦必隐隐而有力。凡伏脉之见，虽与沉、微、细、脱者相类而实有不同也。盖脉之伏者，其本有而如无，一时惟隐蔽不见耳。（中略）虽然，此必暴病暴逆者乃有之，调其气而脉自复矣。

答　疑

问：老师，伏脉的推，是上下左右都去摸索吗？

答：伏脉推，它就指的是左右推，寻，它不是，左右推叫推，寻是上下寻，它是脉管，伏到人的肉的缝隙，或者是筋的旁边，需要推开筋才能摸到。沉脉和伏脉都有相似之处，都是或者是因为虚，或者是因为闭就是闭住了，堵住了出不来。沉脉有虚有闭，但是伏脉大部分的情况实际上是闭，阴阳潜伏到这种程度，患者一看就是神昏。但是闭比较常见，像霍乱，霍乱也不一定非要那么严重。就像咱们平常人上吐下泻比较猛烈，这也叫霍乱。上吐下泻忽然间来了，气一下子出不来，因为里边乱套了，这种情况下脉伏，所以张介宾讲的还是非常贴合于临床。像有愤怒等情绪都可以伏。还有水气病，水太多了脉跳，脉跳总之归于阳，把阳给淹到里边了，但是它并没有灭掉火，只是火在里边出不来。这两个脉就是比较相似的。

伏（3）

吴又可《瘟疫论》云：瘟疫得里证，神色不败，言动自如而别无怪证，忽然六脉如丝，微细而软，甚至于无，或两手俱无，或一手先伏。察其人不应有此脉，今有此脉，应当下而失下，由内结壅闭，营气逆于内，不能达于四末故也。此为脉厥。（下略）

求真按　有此脉厥之际，徒事注射樟脑制剂而不顾下剂之医家不少，当猛省之。

译者按　阎德润《脉辨》云：此为沉脉之甚者，即强脉之极者，亦即虚脉之兆也。

答　疑

问：老师，沉脉、伏脉、虚脉是从程度上渐变的吗？看了阎德润的注解，还是有些不明白。

答：这一段吴又可在《温疫论》里边特别提到"温疫得里证，神色不败，言动自如而别无怪证，忽然六脉如丝，微细而软，甚至于无，或两手俱无，或一手先伏。"要注意，这种情况一定是前边有一个言动自如神色不败，一定要注意，望诊和脉诊要符合。"察其人不应有此脉，今有此脉，应当下而失下，由内结壅闭，营气逆于内，不能达于四末故也，此为脉厥。"就要注意壅闭，瘟疫里边如果出现这个脉，人神色哪怕是癫狂，或者是谵语等这些神昏谵语，但是一定是实的，谵语也有阴的，那种基本上就是快不行了。一定要注意当下就下，不要看到脉怎么这么弱呀，不敢用下法，一定要敢。因为一看就是一个闭塞，当下就下。求真在这里说，"有此脉厥之际，徒事注射樟脑制剂而不顾下剂之医家不少，当猛省之"。一看脉微弱，心脏跳得也弱。这时候一看，就不应该用樟脑剂兴奋心脏，樟脑剂就是一种强心剂。这样用的医家还是挺多的，尤其是西医嘛，有很多强心、补充血容量的做法，如补液、补大量的液。这时候可能患者就受不了了，这个时候要下它的实邪，用下法。"阎德润《脉辨》云：此为沉脉之甚者，即强脉之极者，亦即虚脉之兆也。"强、虚弄得有点晕了，如果我给这一段批注，阎德润即虚脉之兆也，这不是荒唐嘛，还是捣乱来的。其实我觉得上面两位都说得非常好，戴同父不如张介宾讲得好，张介宾说的是最好的，吴又可说的是从临床得来的。

沉脉、伏脉、虚脉是从程度上区分吗？不是这么回事，可能平常很正常的一个人，得了霍乱这种病，忽然间就脉伏了。为什么说阎德润更乱套呢，它真是荒唐至极，大家就不要看他了，读来还是批评多赞同他的非常少。咱们还是以张介宾和吴又可的论述为主。

革

李时珍曰：诸家脉书，皆视为牢脉，故或有革无牢，有牢无革，混淆不辨。不知革者浮，牢者沉；革者虚，牢者实。形证皆异也。

求真按　仲景曰：脉弦而大，弦则为减，大则为芤。减则为寒，芤则为虚。虚寒相搏，此名为革。妇人则半产漏下，男子则失精亡血。由此观之，则时珍诸家之误得辨矣。

译者按　阎德润《脉辨》云：革脉当为平波脉而稍带迟脉之性质者也。

讲解：这一段也满满的是批判，像李时珍说的，医家们对革脉、牢脉混淆不辨，说来说去。求真先生也是说，"仲景曰：脉弦而大，弦则为减，大则为芤"，大呢，它不一定真大，他就是说轻按有重按少，重按无这种芤脉，弦而芤就是革，弦就是寒了，芤就是虚了，虚寒相搏，此名为革。妇人半产漏下，是一下子虚了，那弦代表的是收敛收紧的状态。男子失精亡血都是里边一下子空了以后，然后剩一个硬皮儿，这就是革脉。在这里求真先生批判说，"由此观之，则时珍诸家之误得辨矣"，时珍也是弄了很多乱七八糟的东西。所以咱们先不要看《濒湖脉学》，意义不大。以《伤寒论》脉法为主，因为是最先拿来在临床上的，仲景之书是可信之书，像吴又可《温疫论》，也是在临床得来。所以，读书不要被书读了去。如果你被书读去了，就真是困惑非常之多，一定要注意。阎德润在这里说的更是一无是处，咱们暂不讨论它。没有问题就继续讲牢脉。

牢

孙思邈曰：牢脉按之实强，其脉有似沉伏，名之曰牢，牢者阳也。

求真按　革者，浮坚无根之极。牢者，沉坚有根之极也。当以此辨之。

译者按　阎德润《脉辨》云：牢脉为脉之复象，然偏重于硬度可知。欲分类之，似属于大甚硬脉。

讲解：牢没有特别之处，你大概就知道说牢，它就是一个沉伏的，或者是沉或者是伏的，大部分时间它是伏的，伏就是趴下去了。伏而有力深伏有力，也就是深沉有力，这就是牢脉，所以牢是沉坚，有力是硬，但是这种情况，它大不大的不好说，不一定大。沉伏牢，这都是一类的，只不过一个只是沉一个是无力，一个是特别明显有，特别明显有就是牢，似有似无就是伏，这三个脉象其实有共同的特点。

研究脉象，一个是归类法，你把它放到一类，沉、伏、牢这些都是一类脉，还有说像弱脉，弱脉是沉而无力濡软，也要有个沉的特点，这是一类的。像牢，你就写沉而有力，较沉有力或者极沉有力，都可以。伏就写沉而似有似无，那么就是一个伏脉。名字就容易记乱，因为它们都具有一个特点，这是归类法，另一个是拆分法，就是把复杂的脉象进行拆分，根据它的单一元素，其实就是像牢脉，你就拆成沉实这就行了，这是研究脉象的两个非常主要的方法。

实

滑伯仁曰：实者，不虚也。按举不绝，迢迢长动而有力，不疾不迟，为三焦气满之候。为呕，为痛，为气塞，为气聚，为食积，为下痢，为伏阳在内也。

张介宾曰：实脉有真假。真实者易知，假实者易误。故必问其所因，而兼察形证，则必得其神，方是高手。

译者按　阎德润《脉辨》云：此乃今日实脉之候。

讲解：这里滑伯仁说的就比较清晰明了，咱们就不做过多的讲解。实者不虚，有力就是实，张介宾说的这一点，有真也有假，那必须是"问其所因，而兼察形证，则必得其神，方是高手"，这非常重要。我过去曾经诊过一个90多岁的老人，当时已经昏迷不醒了，摸他的脉大实有力，当时他们家里人就问我，说看着怎么样，还能活多久，我说看着脉挺有劲儿的，应该是先没有什么事儿。结果半天人就没了，就是你看着脉这么有力，怎么会出现这种情况的？所以我对张介宾所说的"必问其所因，而兼察形证"，后来有深刻的体会，实肯定是有真有假，这要看它的神了。神形证不符实，这是什么，神已去独存其形，这就是行尸脉。

微

滑伯仁曰：微者，不显也。依稀轻细，若有若无，为气血俱虚之候也。

张璐玉曰：微脉者，似有若无，欲绝非绝而按之稍有模糊之状，不似弱脉之小弱而分明，细脉之纤细而有力也。

译者按　阎德润《脉辨》云：此即其跳跃之低者。

247

讲解：微脉，就好像是伏脉似的，没有力气，特别细，特别软，若有若无。和伏很相似，伏是非常沉的，微可以是中取或者是沉取就摸到了，但是伏一定是特别沉，这两个特别相似，可以作一个归类，微和伏归在一块就行了。

涩

戴同父曰：脉来蹇（jiān）涩细而迟，不能流利圆滑者。涩也，与滑相反。

译者按　阎德润《脉辨》云：涩脉乃今日之不整脉中之结代脉也。

讲解：阎德润又给归到结代脉去了，比较有意思。涩就是和滑相对，滑就是流利，涩就是涩滞，那么涩有的是血滞，有的是气滞，有的是阳气微，尤其是在《伤寒论》里，有的说的是阳虚、阳微，和结代肯定是没什么关系。不流利的涩，就是涩滞，还有就是像王老师的涩，那是一个特殊的脉象，都不一样。涩名字是同一个字，但是它并不是同一个脉象。

答　疑

问：老师，会有浮微脉吗？

答：《伤寒论》里边有这么一句话，你看看是不是浮微，"脉瞥瞥，如羹上肥者，阳气微也"你看这一段是不是。

问：老师，实脉属于阳脉还是阴脉？

答：实脉肯定是阳脉的，如果脉按阴阳来分，那肯定是阳脉。凡脉大、浮、数、动、滑、实，这是阳脉呀，脉沉、涩、弱、弦、微，都是阴脉。

细（一云小）

李中梓曰：细之为义，小也。微脉则模糊而难见，细脉则显明而易见。故细比于微，稍稍为大也。

译者按　阎德润《脉辨》云：细脉者，当以今日小脉当之。

讲解：严格意义上说，细并非是小，细指的就是血管细了；小那是四面八方的小，叫小。细脉，也没有什么特别要说的，就是细了，所以阎德润和李中梓都说"细之为义，小也"，不准确。细就是细，小就是小。

答　疑

问：老师，我一直不明白弦脉为啥是阴脉。弦不是少阳之气吗？

答：弦脉大部分主寒、主痛、主饮，所以还是个阴脉。弦为少阳，少阳血弱气尽，阳去将入阴的时候，就是少阳。

问：在临床上见到的涩脉多是什么情况？

答：我在临床上见到的涩脉多是王老师说的涩脉。因为比较多，阳气微的这种涩见的比较少，滑伯仁说"伏而微者阳不足，必身恶寒"。

软（即濡，又作软、𤄷 ruǎn）

李时珍曰：如水上之浮沤，重手按之，则随手而没之象也。又曰：浮细如绵曰濡，沉细如绵曰弱，浮而极细不断曰细。

李士材曰：（上略）在久病及老年之人见之，亦不至于必绝，其脉与证相合也。若在平人及少壮或暴病见之，则名为无根之脉，去死不远矣。

译者按　阎德润《脉辨》云：濡脉者，即今日之软脉也。

讲解：这里说的软就是濡，软就是比较松软。在《伤寒论》里边说脉浮缓，缓就是软的意思，软类似于濡，但是濡它不一定是软。也就是说濡包括软，但是软没有濡的情况，濡是什么呢？就是你们有没有盖过棉被，陈年的老被里边的棉花拿水一泡，捏上去的感觉，那就是濡脉，但是它和软还不太像，软更像是新棉花团。这里有个重点，就是李士材说的"久病及老年之人见之，亦不至于必绝，其脉与证相合也"。久病和老年人体虚，要是有软脉，那是可以的。但如果是少壮或者暴病，出现了软脉，说明人的调节能力，适应疾病所反映出来的这种能力它没有了，这往往是中气散厥的情况。

弱

李时珍曰：弱乃濡之沉者。（中略）在病后及老人见之则顺，而平人少年见之则逆也。

译者按 阎德润《脉辨》云：弱脉较濡脉尤须沉取，当以弱脉视之也。

讲解：弱脉也不用讲的太复杂，就是沉而无力，沉而松软，弱脉和虚脉有啥区别呢？虚脉，它不是沉脉，沉了就是弱，名词非常多，不要被困惑住，虚脉弱脉，你就放在一块就行了，像弱，就是沉取，松软无力，这就是弱，就没有什么特别的地方。咱们今天的课程就到这儿，大家要提前预习，这样有问题课上可以提出来。因为讲脉法，可能有人会觉得比较迷糊。因为没有切身的感受，你如果临床上有感触了，倒可以有问题。后边咱们就开始进入核心的理论，就是毒的理论，关于瘀血的内容非常多。

答 疑

问：老师，会不会出现整体脉浮大不虚而单部脉却沉而弱？

答：这位同学说的情况是有可能出现的，整体脉浮大，但是单部可以是沉弱或者沉细都有可能，有这种情况存在。还有整体脉虚的，但是有一个部位实。这就是所谓的"邪之所凑，其气必虚""独处藏奸"，都是正常的情况，就是病态。

问：老师，芤脉跟软脉的鉴别点在哪呢，怎么区别呢？

答：芤脉和软脉，芤脉就是空，软脉是脉管的软，芤脉是形态，就好像是在一个地面上，忽然间有一个大坑这种情况。或者是你按葱把芯抽出去，光剩皮儿，这就是芤脉的感觉了。但是软，它是血管的软，芤是软空，但是软脉它不一定芤。

问：老师，浮脉和微脉比，浮脉有没有可能是大而似有似无？微脉和弱脉临床咋区别？

答：浮脉是大而似有似无？不是这样的，要大了哪能叫似有似无。微脉，也就是似有似无了，弱脉是软没有力气，这叫弱，沉软没有力气叫弱，但是微呢，是似有似无的。

问：老师，软脉、弱脉、虚脉，在临床指导上还用去区别吗？

答：区别是这样，软脉就是指的血管软，基本上就是一个虚证。弱脉也是一个虚证，但是它是沉虚，沉而无力，多代表的是气和血都虚。虚脉是浮而无力。浮而无力多代表的是血或者是阴虚，没必要分那么细，就只需要知道机制是怎么来的。因为它只是一个名字，无非就是把不同的情况单独起个名，那名字应该太多了，所以就是一定要知道产生这个脉的机制。

问：如果总体感觉不虚，单个按又无力的这种，到底是虚不虚？

答：单部如果是虚脉，那就是单个部位的虚。

问：微比弱还虚吧？

答：微比弱还虚，少阴病脉微细，也没有说少阴病脉细弱。

问：陈老师，刚才您说王老师书上说的涩脉和《伤寒论》不同，王老师书上说得弦和《伤寒论》一样吗？

答：不一样。

讨　论

1. 在传统脉法上"腑"的定位，如何看待各家的观点？

答：我讲过，像右尺，平常说是命门火，讲的是气化层面。大肠的形体也在部位，所以右尺也代表大肠，是形体。但是大肠有没有气化的问题呢？这就看右寸了，浮则为腑，沉则为脏，有肺与大肠表里的问题。

三焦就是发源于肾中的火，所以三焦按照根源所在，是在尺上，而三焦又是一个腔系，这就是形和气的问题，不能单独说它究竟是什么，因为形在哪儿、气在哪儿是不一样的，我们要分开看待。

2. 各家对微观脉的定位为何有所不同？

答：这其实是一个道理，"肝"，在右边摸脉，因为形体在右边，如果在左边摸呢，就是肝的气化。就看是形体还是气化的问题。这还是八论中"形气论"概念的具体体现。

3. 微观脉应该如何学习？

答：微观脉需要老师带领，如果没有老师带领的话，入门是非常困难的。

4. 学习微观脉是否需要参考其他家的定位？

答：初学最好还是不要参考，但是可以列出几家你知道的，然后学习过谁的，看看有没有参考的必要。

5. 关于四时脉应该如何体悟？

答：四时其实就是五行。四时脉正常情况就是弦、钩、毛、石、代。洪脉其实就是钩脉，如果非要把夏天的脉说成那么大的，那是我们理解的问题，夏天的气血具有那么一个态势，是一个"钩"的状态，并不是说非要洪大，四季的脉其实是微变的，有这些变化，是在你本来脉的基础上有变化。

如果一个人夏天脉只表现出"洪大"，冬天只有"沉石"，那就是有病了，因为失去了中和之气。中和之气就是胃、神、根，基本不会有太大的变化，在不变中，有变的方面。比如春略弦、秋略毛、夏略钩，只是略微有所变化，不可能是剧烈而明显的变化，否则，就是失去了中气。

6. 男女脉有何不同？

答：男子的尺略沉，女子的寸略沉，在当下这个时代，已经不准了。过去女子处于深闺之中，情志不舒，思考的多，想的多，寸就略沉，代表气消耗的多。男子在外面的时候比较多，所以尺沉的多。而且古时女子尺沉，是德行好的一个表现，说明肾气不容易动。现在鉴别男女是通过左尺和右尺来鉴别。女子右尺应该比左尺更沉，女子属阴，那么肾火不旺于肾水，这样肾水失去的不多，而火弱一点，符合女子性寒的一个特性。反过来就是男人的脉，就是肾水失去的多，但肾阳要旺，换句话说，男子雄激素要高，女子雌激素要高。临床上也是这样，有的女子男性脉，右尺比左尺更强，性格也非常男性化，说明雄激素比较高。

7. 《伤寒论》中的脉法和后世脉法为何有所不同？

答：《伤寒论》的脉法是一个传统的系统。后世根据《伤寒论》条文出现的脉象，以脉的变化与人身疾病的相互关系来研究脉法。现在学的脉法，大部分都是从《濒湖脉学》开始学，是明代以后的，和唐代以前是两码事。和我们学方子是一样的，唐以前的经方多，唐以后，从宋开始，经过大量的医学及其他文化的发展，医学的思维体系变了，经方就不多了。所以《伤寒论》脉法没有什么相关书籍，还是在《伤寒论》里面看就好。我个人目前也在注解《伤寒论》中的脉法，尚未完成。

8. 能合色脉，可以万全，如何进行细微观色？

答：本来就是色脉之诊，查脉辨色。关键在于我们是否学到了细微的观测？学到了什么程度？如果只是认为"色"就是看面部的颜色，那就还差得远。至少我们要知道面部的五行，上边火，下边水，左肝，右肺，中间土，这是最粗的部位。所以形气之诊也要看部位的，如一丝红线从面颊直通于瞳仁，这也是一种查色。细微的观测法，也是一种相法，有各种各样的看法，所以我们要先去学如《望诊遵经》《形色外诊简摩》等。

9. 脉学书籍应该如何选择？脉学在中医学中的定位是怎样的？为何《伤寒论》中很多条文并没有脉呢？

答： 要是持续性的学脉还是先研究《伤寒论》的脉法比较好。研究透伤寒中的脉法已经可以解决日常中的问题了，里面已经包含了大的三部九侯，各条中讲脉也已经讲了很多。

后世很难把经方搞明白，经方的时代是形气兼备，后世没有办法，只能从形上入手。再往后就更粗略，大形也没有了。再往后干脆就从小处着手，就像一个山川大地，就抓住一个土块用力气，也是越来越具象化的一种表现。

《伤寒论》《金匮要略》中很多条文没有讲脉，但有脉一定要重视。比如产后腹痛，下瘀血，《金匮要略》中没有脉，那是指的特定的病，就是辨病了，先看什么病。那么产后瘀血都是当归生姜羊肉汤吗？并不一定，有一个药方在那儿，肯定有一个辨证的结果，只是没有明确地说是什么脉，所以有病有方无脉也很正常。

不要把脉学死了，有的病脉千变万化，要理解"理"，为何同样产后腹痛，有的脉是沉弦细弱，有的脉是沉弦紧的？有的是大虚的？这都不同。像虚劳的用当归建中汤就可以，不一定都是当归生姜羊肉汤。所以，脉方对应都应该是灵活的。

虚

周正伦曰：虚者，不实也。无力为虚，按至骨无脉者，谓之无力也。

译者按　阎德润《脉辨》云：虚脉者，概与今日之虚脉相类矣。

讲解："虚"是和"实"相对的，很好摸，就是按下去没有力。要注意不能说用特别大的力往下按，感觉脉没有力了。它有一个标准，书上说"按至骨无脉，谓之无力也"，大部分人都是这样的，所以要区分：当脉从皮肤到骨骼，在按的过程当中，你按到中间层次的时候，感觉脉没有力气，就叫虚脉。虚就不是沉的，虚脉具有浮的特点，弱脉具有沉的特点，这两个极其相似。所以说沉而虚就是弱脉，浮而虚就是虚脉。

散

滑伯仁曰：散者，不聚也。有阳无阴，按之散满于指而不聚，来去不明，漫无根柢。主虚阳不敛，气血耗散，脏腑气绝也。

译者按　阎德润《脉辨》云：散脉是无紧张之脉，即逍遥自放，殆释蒲克来氏所谓之逍遥脉欤。

讲解：散脉，大家形容的比较乱。临床上是比较难摸到的，现在这类患者基本上都在 ICU 了。印象中我二十年的医学生涯里面好像就摸到过一例，因为少，所以还是比较深刻的，感觉"散似杨花无定踪"。我们摸脉要非常轻地搭上脉，然后逐渐一点点地用力气，不要一下子就用很大的劲儿。散脉就是轻轻摸上去，感觉有这个脉，然后稍加力想体会，它又没了，这就是散脉。

缓

吴山甫曰：缓之状，如琴弦之久失更张，纵而不整曰缓。与迟不同，迟以数言，缓以形言，其相别远矣。

讲解： 缓脉和软脉就不好分了，也没有必要再分了，缓和软是差不多的，但是严格讲，吴山甫在这说的其实是"软"，不是"缓"。《伤寒论》中说"太阳中风脉浮缓者"，这里的缓不是至数，说的是软，缓其实就是缓软。有没有慢的情况呢？有，缓软呢，缓代表脉跳得慢一点，软代表脉管的松软，这两个要分开比较好。

现在我们再来说缓，其实代表的是慢，软代表松缓，这么分不容易搞乱。古代有的缓是软，有的就是慢，现在我们来统一一下，当至数又慢，而且软的时候就叫"缓"，只有脉管软的情况下就叫"软"。

濡脉不能当作软脉，濡代表濡缓之象，软是脉管的问题，濡与脉管里面流动的血液有一定的关系。在《皇汉医学》上没有分得很清，象缓脉可以是热，濡脉也可以是热。软就是脉管比较松软，还是分开比较好一点。古代医家也有弄混的，所以"尽信书不如无书"，还是要有主见一些。

迟

吴山甫曰：医者之一呼一吸，病者脉来三至曰迟。二至、一至又迟矣。若二呼二吸一至者，迟之极也。阴脉也，为阳虚，为寒也。

程应旄曰：迟脉有由邪聚热结，腹满胃实，阻住经隧而成者，又不可不知也。今验癥、瘕、痃气，壅遏隧道而有见迟脉者，此乃杂病亦有迟脉，不得概以为寒也。

求真按　师云：脉迟出汗之证，有时亦应用大承气汤为峻下剂者，则迟脉未必皆为阴证之征可得而知矣。不但如此，余尝实验现今有迟脉之病者，概属阳实证，无不为下剂之适应证。吴山甫之言，不可尽信也。

译者按　阎德润《脉辨》云：此则属于今日之稀脉，即一定时间内所来之数不及平常也。

讲解：迟脉就是跳得慢了。在脉法里面要注意就是有一项二分的特点，所有的阳脉可能是有阴病的情况，阴脉可能具有阳病的情况。可能有的人学得更晕了，觉得好不容易学会摸脉，结果汤本求真老师说，有可能迟脉是大承气汤，但是这里面有一个鉴别的要点，就是在症状上去鉴别。也不能一概说脉迟的人，只要出汗一定就是大承气汤状态，有的是亡阳了，结果大承气汤下去，人就不行了，要观察患者的状态来判断。

所以脉来迟，这是至数的问题。那么至数就是心跳吗？不对，是指下相应之数。尺中迟者，那寸和关不迟，又如何理解呢？所以把脉跳对应到心跳上，是理解不了的。我们要讲究手法，要三个指并与一指，寸和关是感应到正常脉跳次数的，但是迟脉有时大一点，有时摸不到，就是迟了，不能一概当心跳来看待。

结

张介宾曰：脉来忽止，止而复起，总谓之结。多由血气渐衰，精力不继，断而复续，续而复断。所以久病者常见之，虚劳者亦多有之。又无病而一生有结脉者，此其素禀之常，不足为怪也。

译者按　阎德润《脉辨》云：结脉确系今日之不整脉，又属其中之缺乏脉或缓延脉也。

讲解： 结脉，结就像在绳子上拧了一个结。现在常见的就是早搏（期前收缩）的比较多，心律不齐也不都是结脉。"多由血气渐衰，精力不继，断而复续，续而复断"，这是虚证的，还有实证的，由于阻滞了，由于痰或者瘀血或者气的阻滞而导致的"脉来一止"的这种情况，就要祛痰祛血去行气，这样就自然不结了。

代

张景岳曰：代者，更代之义，而于平脉之中忽见软弱，或乍数乍疏，或断而复起，均名曰代。

译者按　阎德润《脉辨》云：代脉者，即今日之更换脉或交互脉也。

讲解： 古代有两种代脉。一种是说四节脉代，这个代是代替；还有一种是说在正常的脉里面忽而有一次异常的跳动，也和心脏某种疾病相似，像提前收缩这一类心率的脉的表现和这种代脉有相似的地方。张景岳说，在平常的脉中，忽见一个软弱的象，或者乍数或者乍疏，就叫代脉。四季代脉是生理的情况，不叫病态，就是春弦、夏钩、秋毛、冬石，咱们都知道，春天刚的时候是什么情况和快到夏天的时候是什么情况都不一样，里面有一个更代的、逐渐交替的过程，就是四季脉代。

如果我们说什么叫"代"呢，过去把结和代搞得不太清楚，其实结中容易有代，在一止的时候，会有一个其他的脉象来代替，所以有时候就写成脉结代，心动即脉结代，但有时候是心正常跳动没有代的情况，后世又分结、促和代。这三个都是一止复来，这样就容易乱，促脉不是一止的，促脉没有止，促脉没有心率的变化，心率的变化里面就是结和代，加上怪脉，好多都是心率的变化，怪脉也不都是将死之脉，后面会讲到，怪脉就是这些不常见的，或其他疾病引起来的脉象。

动

何梦瑶曰：数而跳突名曰动，即跳动之意。大惊多见此脉，盖惊则心胸跳突，故脉亦应之而跳突矣。

译者按　阎德润《脉辨》云：其脉性当不外今日之所谓热脉是也。

讲解： 动脉，古代又称为窦脉，说动出于关上。在临床也有两种情况出现，数而跳突名曰动，跳突有没有心率的改变呢？其实就是阵发性心动过速。如果有西医的学习过程就容易知道了。那么阵发性的这种动也不一定都是心率的改变，也有一个感知方位的问题，所以要学习传统脉法，就要把"古中医脉法八论"好好吃透，像妇人怀孕以后尺中动，那就是感知到脉跳有一段时间多了，那就是动。

长

李时珍曰：长脉者，不大不小，迢迢自若，如循长竿之末梢为平。如引绳，如循长竿为病。实、牢、弦、紧，皆兼长脉。

译者按　阎德润《脉辨》云：即今日之长脉也。

讲解： 长脉，简而言之就是超过本位，比如寸超过寸的象达到关了，但也不能完全覆盖关。常见的是木形人，他的脉象通常都是超过寸关尺本位的，如循长竿。如循长竿其实说的是弦，李时珍说"迢迢自若，如循长竿"，木形人才会有"如循长竿"，有的病脉沉细而长，那怎么解决，再"如循长竿"去，就不对了。所以简单记就是超过本位。

短

滑伯仁曰：短者，不长也。两头无，中间有，不及于本位。气不足以前导其血也，为阴中之伏阳，为三焦之气壅，为宿食不消也。

求真按 《千金方·论脚气》曰：心下急，气喘不停，或自汗数出，或乍寒乍热，其脉短促而数，呕吐不止者，死。盖短而数，验之病者，其脉来去如催促之短缩而数疾也。此毒气冲心，脉道窘迫所致，乃死证也。是短脉之最可怖者，故附于此。

译者按 阎德润《脉辨》云：短脉亦即今日所谓之短脉也。

讲解：长就是超过本位，短就是不及本位，这都是要在本位上去看。短促而数，心下急，气喘而不停，自汗出，乍寒乍热，都是具体的情况。短是聚集，长是疏散、疏缓，都是相对而言的。

妇人

张景岳曰：凡妇人怀孕者，其血留气聚，胞宫内实，故脉必滑数倍常，此当然也。然于中年受胎及血气羸弱之妇，则脉细小而不见数者亦有之。但于微弱之中亦必隐隐有滑数之象。是即有妊娠之脉，当辨也。又胎孕之脉数，劳损之脉亦数，大有相似者。然损脉之数多兼弦涩，胎孕之数必兼和滑。此当于微中辨其邪气于胃气之异，而再审之以证，则显然自见矣。

求真按 离经脉。(中略) 戴父云：诊其尺脉转急如切绳转珠者，是将产也。是或有然者。今试孕妇每届生产之期、破浆之时，大抵其脉一息七、八至，即将分娩之际反而徐迟，验于数十人皆然。

世传欲产之妇脉曰离经，然与《难经》所云：一呼一至曰离经之义又似各别矣。余屡检将临产之妇，其脉状真似离经者，于数千人中偶得一二人耳。凡产事之极易者，其破浆后之脉，或左右，或左，或右必沉细而滑也。其方娩子时，寸口皆离绝而入于指端，既毕则复于本位，疑此乃离经之谓欤。

讲解：张景岳还是非常有临床经验的，不像很多人凭空猜测。怀孕就是血留气聚，胞宫内实，为什么出滑象呢？前面讲滑脉的时候已经讲过，有很多怀孕的人没有孕脉，所以不要一概说，只要怀孕都可以摸出来。妇女一定要问经期，尤其现在虚的女性也比较多，胎产劳损的又比较多，像做了很多次流产的，就是偶尔怀孕，脉也不是特别明显。伤损比较严重的，好不容易想要孩子了，反而容易滑胎，这里面有个经验，凡孕妇怀孕后没有孕脉的，本身也不容易保住，或者是有问题。这只是做一个参考，应该检查的一定要做检查，不要觉得自己很厉害。

离经之脉，在生的时候，一呼一至曰离经，很难理解，也不是这样的。求真说每届生产之期一息七八至，那肯定是要跳得快，这时候再摸脉也没什么意义。刚开始要生产，这时候跳得快，开始生的时候就慢下来了，因为这个时候气往下冲，泻了，这不能称为离经。什么叫离经呢？寸口皆离绝而入于指端，既毕而复于本位，离经脉就是指此。离经脉大概在产前一周就可以摸到，就是指中指两侧的动脉跳动，冲到指尖就是快了，离开了正常地跳动，快到指尖了，就是离经之脉。

小儿

张介宾曰：凡诊小儿，既不能通其言语，则主以脉为最当，而参以形色声音，则万无一失矣。然小儿之脉，非大人之多端可比，但当察其强、弱、缓、急四者之脉，是即小儿之肯綮（qìng）也。盖强弱以见虚实，缓急以见邪正也。（下略）

讲解：这里说的是古代的小儿的诊断，小儿古时不代表小孩，代表的是襁褓之中的婴儿。现代，略微大一点的孩子就受诸多的影响，像心理的变化等就多了。哺乳期内的我们可以称之为小儿，哺乳期以外的就不能称小儿了，因为会有各种各样的变化。

小儿脉也要分寸关尺，不过因为我们手指头大了，寸、关、尺不好分了，就用错位法，也能够诊断出问题来。小儿尤其要注意舌、面色等。

怪脉

（1）弹石

黎民寿曰：弹石之状，坚而促，来迟而去数，指下寻之，搏至而绝，如以指弹石。此真肾脉也。

（2）解索

黎民寿曰：或聚或散，如绳索之解，难以收约也。

（3）雀啄

黎民寿曰：若雀之啄食，来三而去一也。为脾元谷气已绝于内，肠胃虚乏而无禀赋，不能散于诸经，则诸经之气随而亡竭。

（4）屋漏

吴仲广曰：屋漏者，主胃经已绝，谷气空虚。其脉之来也，指下按之极慢，二息之间或来一至，若屋漏之水滴于地上，四畔溅起之貌也。

（5）虾游

吴仲广曰：其来指下，若虾之游于水面，泛泛然而不动，瞥然惊霎而去，欲以手趁之，则杳然不见，须臾又来指下，良久，不如前而去。如虾蟆入水之形，瞥然而上，倏然而去，此是神魂已去，行尸之候，立死也。

（6）鱼翔

王叔和曰：鱼翔者，似鱼之不行，但搏尾动头，摇身久住者是也。

（7）釜沸

王叔和曰：三部之脉如釜中之沸汤。朝得则暮死，夜半得则日中死，日中得则夜半死。

讲解：过去是十怪脉，这里只写了七种。怪脉现在能见到的很少，几乎都是很严重的患者。如果在医院上班，就去ICU 或心内科去摸脉可能会有这种情况，有的是快轻浅，有的是慢，等等，在生活中是很难见到的，大家了解一下就好了。

像弹石，就是特别硬，也是很严重的病，就是真脏脉，来形容的话就是绝水之冰，不流动了。

解索脉就是散碎之象，或聚或散，就像绳子这头还是绳子，另一头已经散了。

雀啄，你看麻雀吃食，低头连着啄几下，然后抬头再找，来三而去一，也很难见到，在重症监护室的心电图上可能有时会见到。

屋漏就是慢，滴下一滴来，这一滴还是散的情况，这是屋漏。

虾游就是轻浅、轻浮，你看虾是游于水的上层，快速跳着游几下就停了。

鱼翔就是似鱼之形，但搏尾动头，摇身久住，其实就是摇摆不定，有血管的张缩，但是缺少血液流动的情况。

釜沸关注点就是沸腾的水珠上，这种就是阳气的虚绝之象。

十怪脉也不代表着就是必死，只是病情比较危重了。

《橘窗书影》中有云：脉学者，先以浮、沉二脉为经，缓、紧、迟、数、滑、涩、大脉为纬，以考究疾病之进退，血气之旺衰。则其余之脉义得渐渐进步。

脉学点睛

1. 书上所记录的脉象只是古人的垂法立象，要活在脉理中，不要死在脉象下。

2. 脉分垂直和水平两个方向，一定不要忘记垂直方向，如《难经》的五脏垂直方向分布。

3. 手法很重要，学习《伤寒论》更要明白手法。

4. 诊脉有摸脉、把脉、看脉、听脉、候脉的称谓，以候脉为最标准、最原始之称谓。

5. 寸口脉里面有三条最重要的线，第一条是寸关分界线；第二条是总按整体下压线；第三条是总按寸关尺阶梯下压线。

6. 诊脉要懂得离合，从无极而太极，从太极而两仪，从两仪而四象，从四象而八卦，从八卦而无穷，从无穷归太极，也就是从整体到部分，再从部分回到整体。

7. 候脉虚静为保，不能先加入主观意识。要有我自泰然观云卷云舒、潮起潮落的境界。

后　记

（一）

寄篱躬耕业继农，

苦心医道皱重重。

但求世间少疾苦，

几度寒晓报喜鸿。

（二）

少小入道求异能，

风雨踌躇讫前行。

敢把金针留后事，

祈愿人间是太平。

　　本书自逐笔至此刻，已近十三载方正式出版，除诊务、教务繁忙的原因，仍存很多不满意之处亦是主要原因之一。但为中医整体脉诊水平不高而见，遂上传到网上供同道参考指正。十三年来中医整体脉诊水平渐渐提高，其中或能见本书对同道的些许影响。在此书即将付梓之际，特别感谢启蒙恩师王光宇先生，承蒙先生引领，方能入得脉诊大门。